ハーバード大学も注目！

世界一の
「睡眠の専門医」が教える！

75歳までに身につけたい

シニアのための
7つの睡眠習慣

7 sleep routines for super seniors by the age of 75

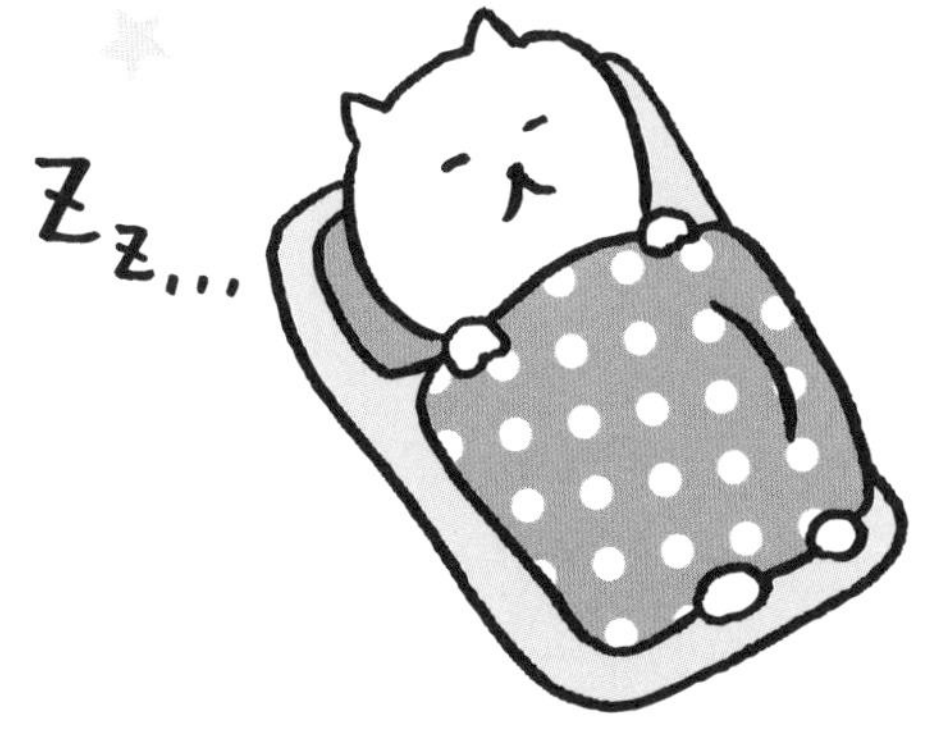

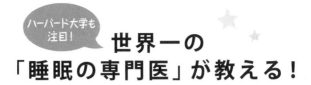

医学博士・スリープクリニック調布院長
慶應義塾大学医学部特任教授
遠藤拓郎 著

横浜タイガ出版

はじめに

この本を手に取っていただき、ありがとうございます。

私が『**4時間半熟睡法**』や『**朝5時半起きの習慣で、人生はうまくいく！**』（いずれもフォレスト出版刊）を書いたのは、今から約10年前のことになります。

上昇志向の強いビジネスパーソンに向けて、「短く深く眠る方法」や「早起きの習慣の作り方」など、いわゆる「**攻めの睡眠術**」を説いたこれらの本は、おかげさまでご好評をいただき、それぞれ10万部を超えるベストセラーになりました。

10年ぶりの書き下ろしになる本書は、「**シニア（中高年）の睡眠**」**に特化した本**になります。

中高年になると、多くの方が「**若い頃と違って、なかなか寝付けない……**」「**夜中に目が覚めて、ぐっすり眠れない……**」といった悩みを抱えるようになります。

なぜ、歳を取ると、若い頃のように眠れなくなってしまうのでしょうか？

その主な理由の１つは、**加齢とともに、睡眠力が落ちてしまうから**です。

体力、肌力、睡眠力。

この３つの力は、年齢に勝てません。どんな人でも、歳を重ねるごとに必ず衰えていきます。

例えば、赤ちゃんや子どもは睡眠力があるため、１日10時間以上、眠っていられます。しかし大人、特に中高年になると、そうはいきません。

詳細なデータはのちほど出しますが、**75歳を過ぎると、ヒトが眠れる時間は、平均して6時間半以下**になります。

その一方で、**床に入っている時間は、年齢とともに増加し、75歳を過ぎると、平均して8時間以上**になります。

例えば、生理的に6時間しか眠れない人が、毎日8時間床に入っているとしたら、**差し引き2時間**は何をしているのでしょうか？

この2時間は、布団の中で「**眠れない……**」と悶々《もんもん》とするしかありません。

図1

睡眠力の低下と床にいる時間の関係（イメージ図）

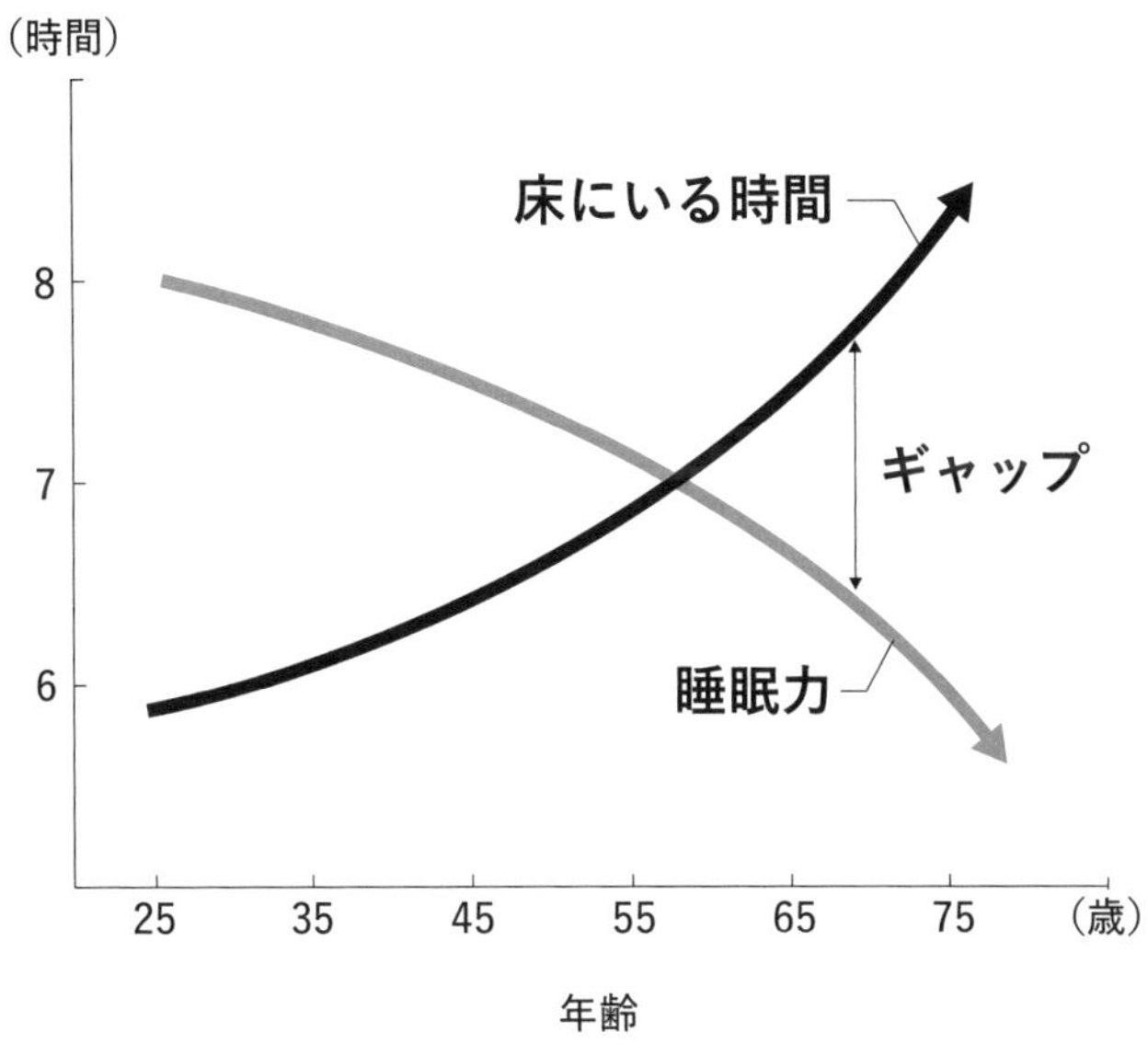

「床にいる時間」と「睡眠力」のギャップが睡眠の質を下げている！

毎日2時間も、布団の中で「眠れない……」とイライラしていたら、よりいっそう睡眠の質が低下してしまうのは、目に見えています。

ヒトの睡眠力は、例外なく、必ず衰えます。ですから、中高年になれば、誰もが**「睡眠力の衰えに伴う悩み」**を抱えるようになります。

にもかかわらず、そうした悩みに対処する方法を教えてくれる本は、私が知る限り、ほとんどありません。

中高年の方々にとって、睡眠の良し悪しは**「健康寿命」**だけでなく、**美肌などの「アンチエイジング」**にも大きな影響を及ぼします。

厚生労働省の定義によれば、健康寿命は「WHOが提唱した新しい指標で、平均寿命から寝たきりや認知症など介護状態の期間を差し引いた期間」になります。

少し分かりづらいですが、要するに**「健康に長生きできる期間」**＝**「健康寿命」**と考えておけば、問題ないでしょう。

加齢とともに衰える睡眠力とうまく付き合い、睡眠の質を向上させるためには、いったいどうしたらいいのでしょうか？ 健康寿命を延ばし、アンチエイジングにも繫《つな》がる睡眠習慣を、75歳までに、いかにして身につけるべきなのでしょうか？

そうした問いに答えるべく、10年ぶりに筆を取ることにしました。

私がこの本で**一番訴えたい**こと。

それは「**歳を取ったら、長く寝る習慣をやめてほしい**」「間違った寝過ぎをやめてほしい」ということです。

昨今の世の中では「**睡眠負債**」という言葉に代表されるように、「**睡眠不足のデメリット**」ばかりが強調されがちです。

睡眠負債というのは、簡単に言うと、「**睡眠不足が借金のように積み重なって、あらゆる不調を引き起こす**」という考え方のことです。

年齢を重ねるごとに疲労が抜けにくくなりますから、おそらくこの本を読んでいる中高年の方のほとんどが「寝不足は体に良くない」「もっと寝なければならない」と考えているのではないでしょうか？

しかし、私に言わせれば、**「長く寝る人ほど、健康に長生きできる」という科学的根拠は存在しません。**

むしろ、実際のデータが示しているのは**「長く寝る国の人ほど、寿命が短い」「長く寝る人ほど、早死にしている」という事実**です。

実は、中高年にとって問題なのは「睡眠不足」ではありません。

本当に問題なのは、「起きていなければならない目的」がなくなり、ついつい床の中にいる時間が長くなる**「寝過ぎ」**の方なのです。

例えば、多くの中高年が抱える**「なかなか寝付けない……」「眠りが浅い……」**といった悩みは、睡眠不足ではなく、**寝過ぎから起こっているトラブル**です。

少し冷静に考えてみてください。そもそも本当に睡眠不足ならば、「なかなか寝付けない……」ということにはならないのではないでしょうか？

もし寝不足で、睡眠負債が溜まっているのであれば、床に入った瞬間に、すぐに眠れなければおかしいはずです。

寝付きが悪いのは、寝不足ではなく、明らかに寝過ぎが原因なのです。

また、「眠りが浅い……」というのも同様です。のちほど詳しく説明しますが、「**睡眠時間を短くすればするほど、深い睡眠が増える**」ことが研究で明らかになっています。「眠りが浅い」というのは、言い換えれば、「深い睡眠が少ない」ということですから、要するに寝過ぎなのです。

世の中では、よく「**不眠症**」と言われます。中には「自分は不眠症なのではないか……」と心配している方もいらっしゃるのではないでしょうか？

しかし、睡眠の専門医として、何万人もの患者様を診察してきた私の印象としては、**中高年の方々は、あまり不眠症を心配する必要はありません。**

なぜなら、中高年の不眠症の患者様に「**行動計**」を装着してもらい、「1日の睡眠量」を正確に調べてみると、**1日のトータルの睡眠量は、意外と十分に確保されている**からです（「行動計の重要性」に関しては、第3章でお話しします）。

中高年の不眠症の大半は、不眠ではなく、「**寝過ぎで睡眠が分断化され、睡眠の質が悪くなっているだけ**」というのが実情なのです。

2020年に蔓延《まんえん》した新型コロナウイルス感染症の影響で「**ステイホーム**」が世界の大きな潮流になりました。この流れは、おそらく今後も続くことでしょう。

私が今、最も危惧《きぐ》しているのは、「**ステイホームによる睡眠の悪化**」です。

ヒトは基本的に**怠け者**ですから、ステイホームで「いつでも眠れる環境」に置かれれば、**昼夜に関係なく、いつでも寝てしまう**ものです。

「ステイホームによる睡眠の悪化」が、すでに社会的な問題になっていますが、この問題が今後、さらに大きくなることを私は危惧しています。

私がこの本で提唱するのは「**中高年の方々が、いかに生きがいを持って生活するか**」「**いかにムダな睡眠時間を削るか**」で、言わば「**攻めの睡眠習慣**」です。

10年前、私がビジネスパーソンに向けて提唱したのは「いかに睡眠時間を削るか」、つまり「攻めの睡眠術」でしたが、**中高年の方々においても、大切なのは**

「**攻めの睡眠習慣**」です。

のちほど詳しくお話ししますが、健康寿命やアンチエイジングと密接に関わりがある「**成長ホルモン**」は、加齢とともに分泌量が減っていきます。

しかし、**睡眠時間を短くすることで、分泌量を増やす**ことができます。

睡眠の質を上げて、加齢による衰えから健康や美肌を守るためには、逆説的かもしれませんが、守る（睡眠時間を増やす）よりも、攻める（睡眠時間を減らす）方が効果的なのです。

では、中高年の方々の睡眠時間は、どれくらい削れるものなのでしょうか？

本書で明らかにしていきます。

人生は、ショートスリーパー（睡眠時間が短い人）の方が断然に有利です。

特に若者であれば、ロングスリーパーよりも、ショートスリーパーの方がビジネスチャンスは増えますし、余暇を楽しむ時間を作ることもできます。

中高年もしかりで、短い人生を有意義に、かつ健康に若々しく生きるためには、適切な睡眠時間である、適度なショートスリープが断然に有利なのです。

その事実を、この本で証明します。

第1章は「**中高年の睡眠時間はどのくらい削れるのか**」「**短い睡眠時間でいかにぐっすり眠るか**」をテーマにして、その方向性を具体的に示します。

第2章は「**中高年の方々が知っておくべき睡眠の基礎知識**」を交えながら、「**75歳までにどのような睡眠習慣を身につけるべきか**」について解説します。

第3章は「**最新の研究に基づく快眠グッズ**」をご紹介します。快適な睡眠環境を作るために、ぜひご活用ください。

これから人口が減少していく日本においては、中高年の方々のますますのご活躍が欠かせません。そのためには、「**質の良い睡眠**」が必要不可欠です。

本書が中高年の方々の睡眠の質を向上させるだけでなく、**活気ある日本**を作っていくための礎になれば幸いです。

医学博士・スリープクリニック調布院長・慶應義塾大学特任教授　遠藤拓郎

75歳までに身につけたいシニアのための7つの睡眠習慣★目次

第2章

75歳までに身につけたい7つの睡眠習慣

第3章 最新の研究に基づく「中高年のための快眠グッズ」

＼中高年のための／

睡眠診断チャート

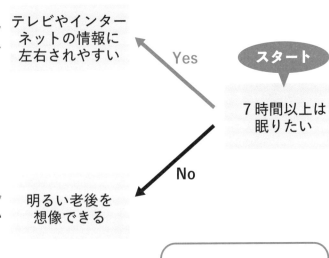

スタート

7時間以上は
眠りたい

Yes →

テレビやインター
ネットの情報に
左右されやすい

No →

明るい老後を
想像できる

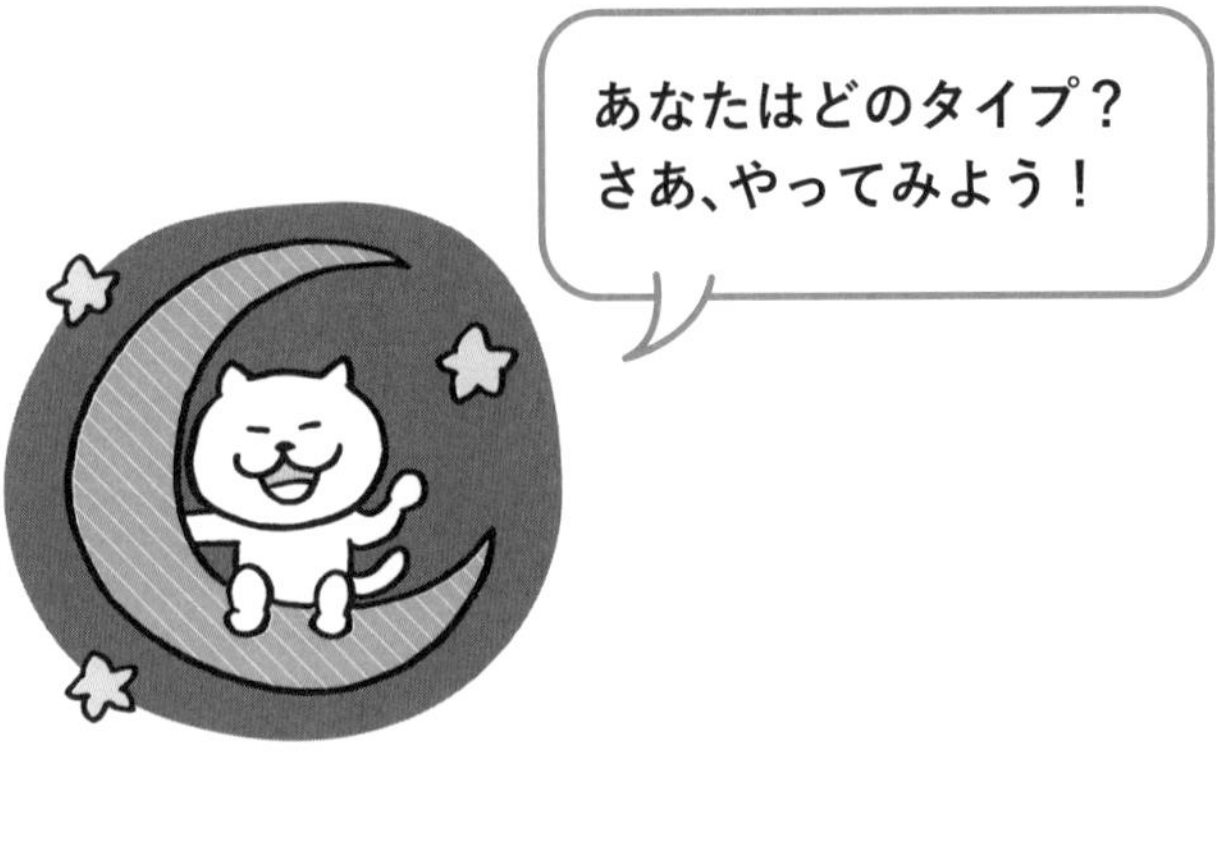

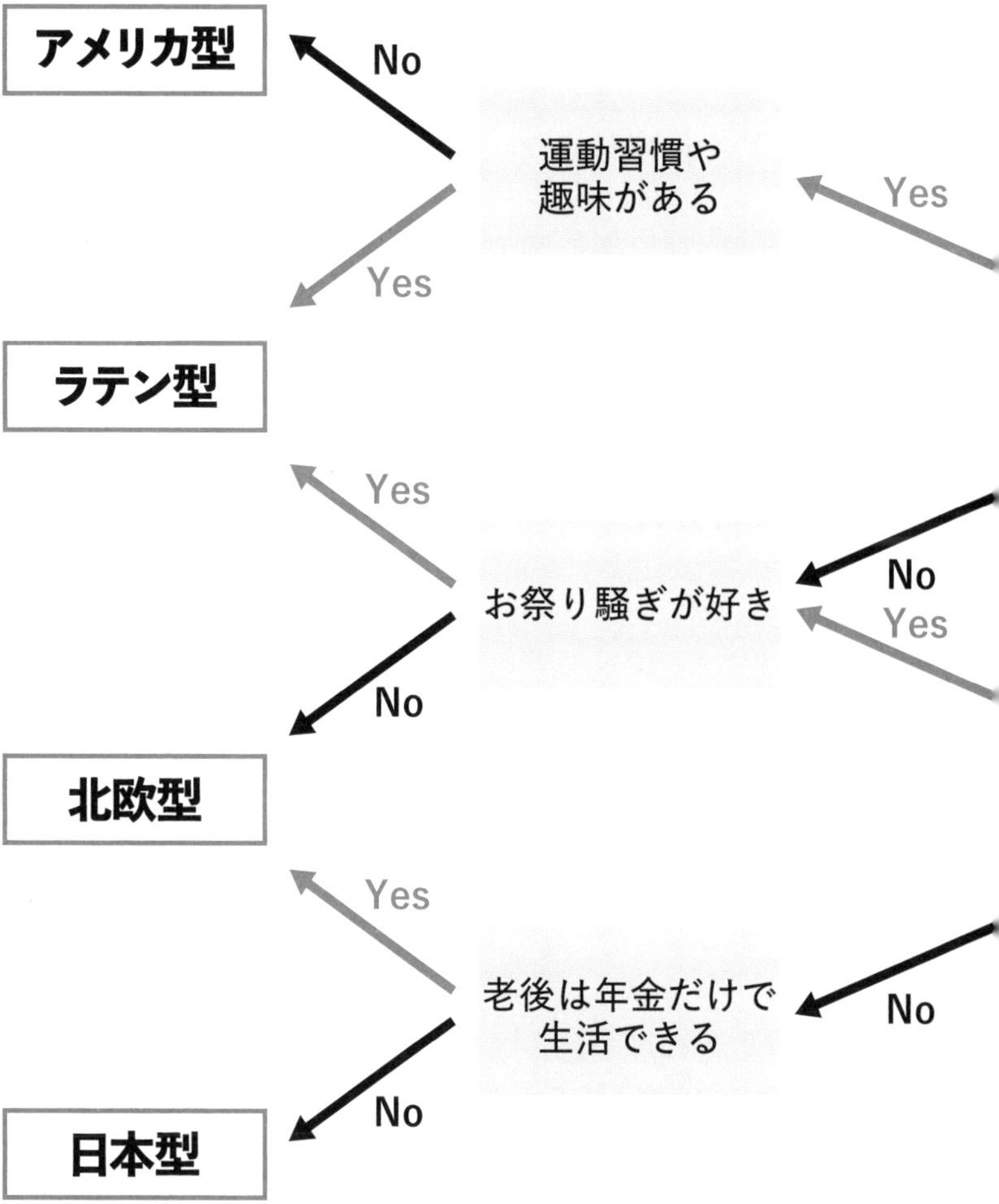

←診断結果は次のページへ

睡眠診断チャートの結果

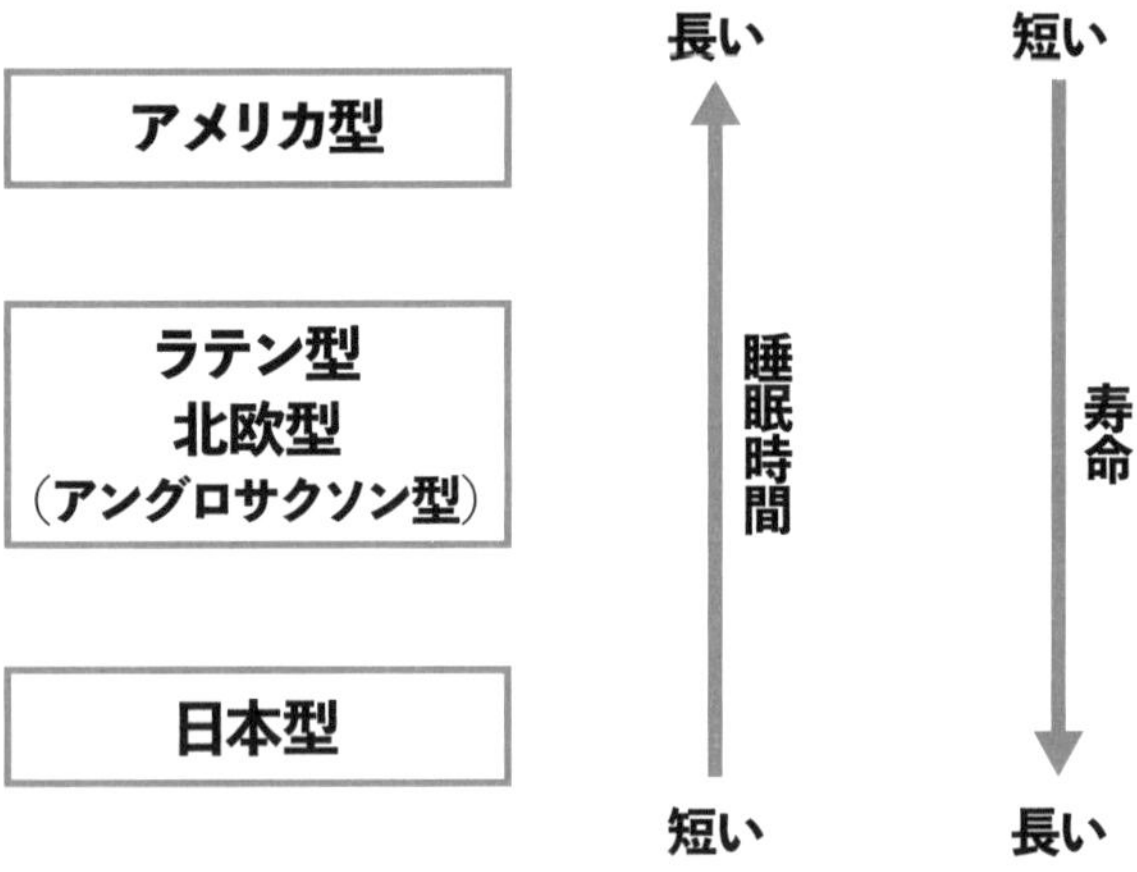

睡眠時間が一番長いのはアメリカ型、一番短いのは日本型ですが、寿命は日本型が一番長く、アメリカ型が一番短くなっています。つまり、**睡眠時間が短い方が、睡眠の質が良く、寿命が長くなる傾向がある**のです。

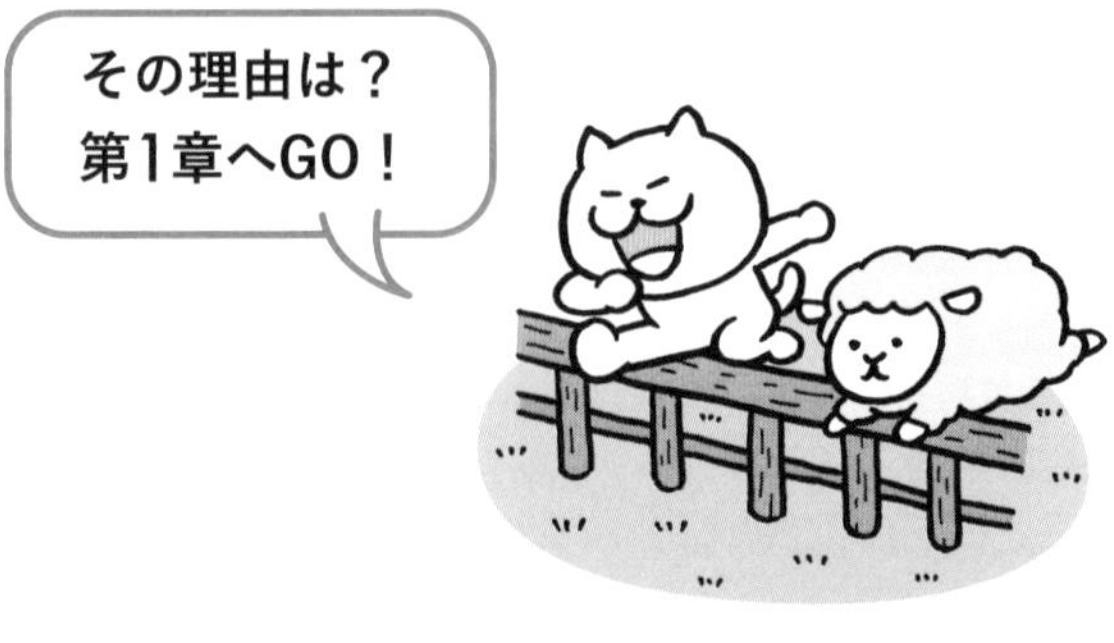

第1章

中高年の睡眠時間はどこまで削れるのか？

1 睡眠薬に頼るべきか、頼らざるべきか？

まずは、次のページの図2をご覧ください。

このグラフは「**ヒトが眠れる時間と床にいる時間**」をそれぞれ年代別に示しています。

このグラフを見ると、**年齢を重ねるごとに、眠れる時間はどんどん減少**していくのに対し、**床にいる時間は35歳を過ぎると、逆に増加**していくことがお分かりいただけるのではないでしょうか？

年齢を重ねるごとに、眠れる時間はどんどん減っていくわけですから、ヒトの床にいる時間も短くなっていくはずです。

ところが、そうはなりません。

図2

ヒトが眠れる時間と床にいる時間

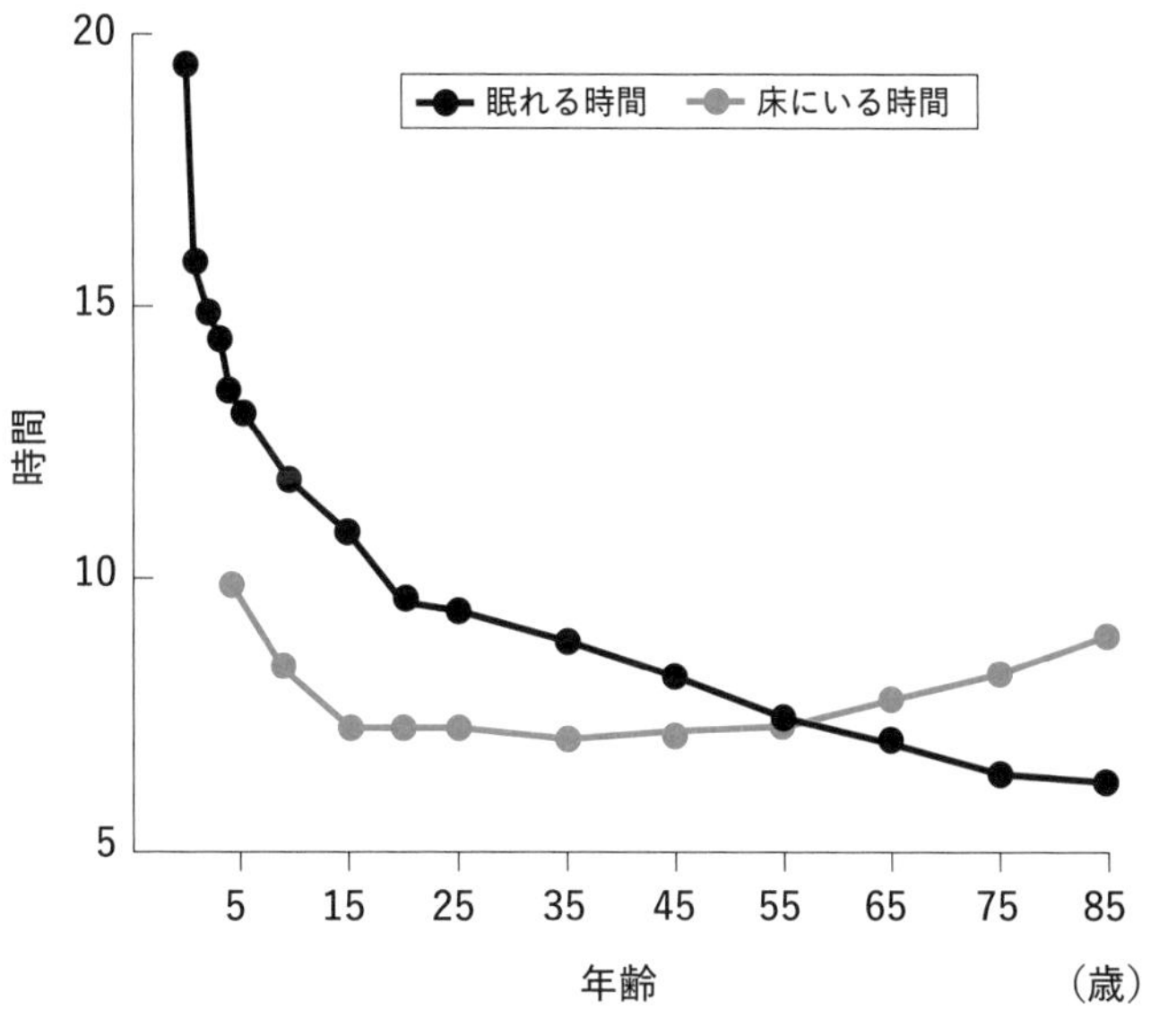

(白川修一郎ら〈1996年〉、Roffwarg HPら〈1966年〉のデータに基づきスリープクリニック作成)

なぜ、眠れる時間が減っていくのに、床にいる時間は逆に増えていくのでしょうか？

２０１７年の厚生労働省の調査によると、一律に定年を定めている企業（定年制を定めている企業の97・８％）のうち、60歳を定年とする企業は79・３％、65歳を定年とする企業は16・４％となっています。

このデータを見ると、**65歳までに、ほとんどのビジネスパーソンが定年を迎えている**ことが分かります。

定年で仕事がなくなると、基本的に自由になります。

「はじめに」でお話ししたとおり、ヒトは怠け者ですから、「自由な状態」＝「いつでも眠れる状態」に置かれると、どうしても寝る時間が増えてしまいます。

60代以降に床に入っている時間が増えるのは、生物学的要因ではありません。**定年によって自由になりすぎるという社会的要因が、床にいる時間を増やす最大の要因**と言えるでしょう。

次のページの図３をご覧ください。

図3

若者と比較した高齢者の1日の生活時間（週全体）

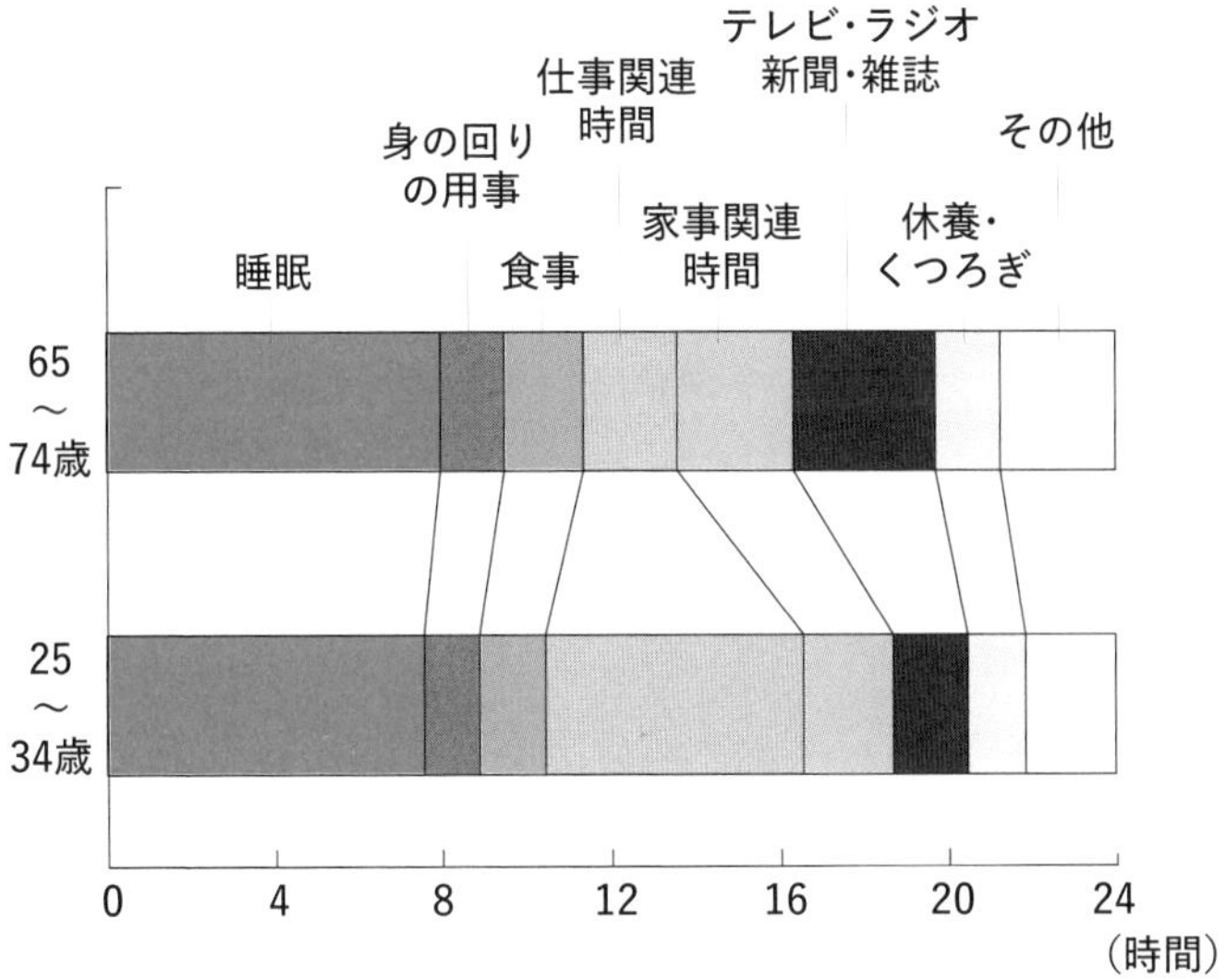

（総務省統計局のホームページより）

これは2006年に総務省が実施した調査で、高齢者（65〜74歳）と若者（25〜34歳）の「**1日の時間の使い方**」を比較したグラフになります。

このグラフを見ると、若者に比べ、**高齢者は仕事関連の時間が大幅に減り、その分を睡眠やテレビを観る時間などに充てている**ことがお分かりいただけるのではないでしょうか？

私に言わせれば、中高年の睡眠が悪化する一因は、こうした「1日の時間の使い方」にあるのですが、この点については、またのちほどお話しします。

さて、ここまでをしっかりご理解いただいたうえで、次のページの図4をご覧ください。

図4のグラフは2010年度の厚生労働省の調査に基づく「**睡眠薬の処方率**」を示しています。

55歳に代表される50歳代で、男性3・6%、女性5・2%だった睡眠薬の処方率は、65歳以上になると、男性7・6%、女性10・2%と**ほぼ倍増**します。

図4

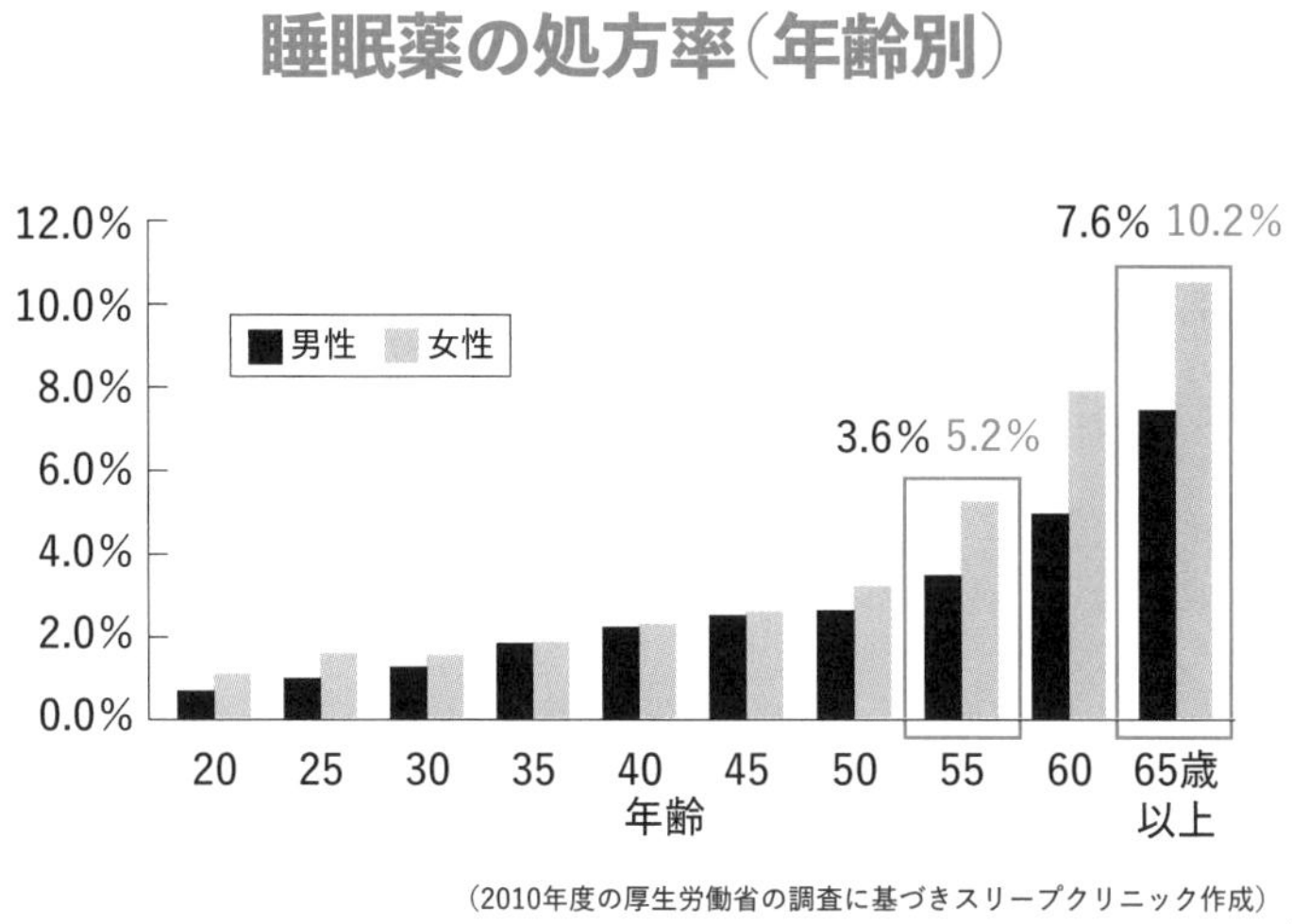
睡眠薬の処方率（年齢別）
12.0%
10.0%
8.0%
6.0%
4.0%
2.0%
0.0%
男性
女性
7.6% 10.2%
3.6% 5.2%
20
25
30
35
40
45
50
55
60
65歳以上
年齢
（2010年度の厚生労働省の調査に基づきスリープクリニック作成）

図5

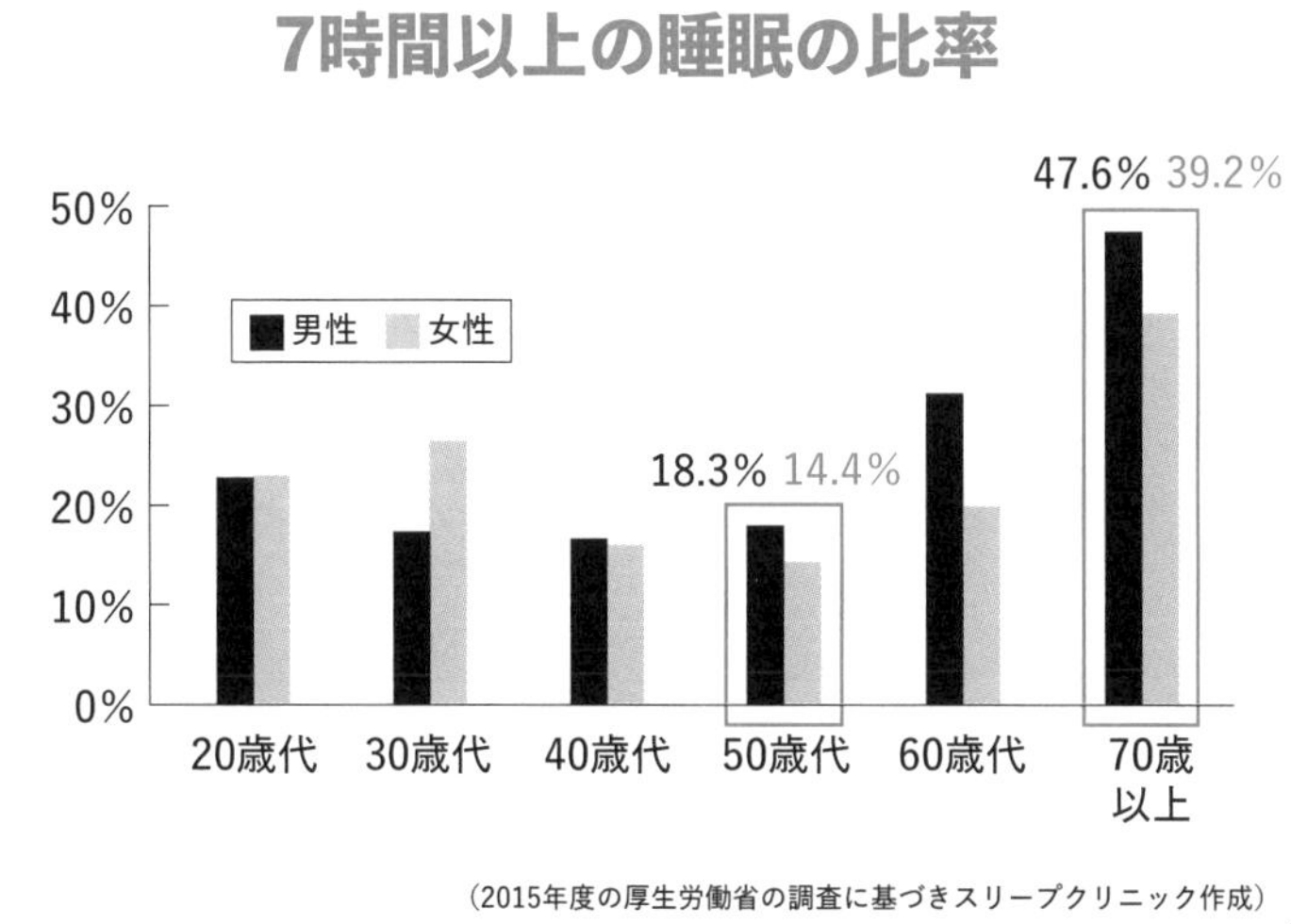
7時間以上の睡眠の比率
50%
40%
30%
20%
10%
0%
男性
女性
47.6% 39.2%
18.3% 14.4%
20歳代
30歳代
40歳代
50歳代
60歳代
70歳以上
（2015年度の厚生労働省の調査に基づきスリープクリニック作成）

次に図5ですが、これは2015年度の厚生労働省の調査に基づく「**7時間以上寝ている人の割合**」を示すグラフになります。

50歳代で7時間以上寝ている人の割合は、男性18・3%、女性14・4%ですが、70歳以上になると、男性47・6%、女性39・2%と**2倍以上**になります。

なぜ、65歳を超えると、睡眠薬の処方率が倍増するのでしょうか？

年齢を重ねるごとに、ヒトは眠れなくなるはずなのに、**なぜ、70歳以上になると、50歳代と比較して、7時間以上寝ている人の割合が2倍以上になるのでしょうか？**

「はじめに」でもお話ししましたが、例えば、6時間しか眠れない人が、8時間床の中にいるとしましょう。

差し引き2時間、何をしているのかと言うと、布団の中で「眠れない……」と悶々とするしかありません。

この2時間のギャップを埋めるためには、どうすればいいのでしょうか？

実はこの時に、多くの人が頼ろうとするのが**「睡眠薬」**です。
簡単に言えば、**6時間しか眠れないのに、無理矢理8時間眠ろうとして、睡眠薬に頼る**のです。

そのような視点で考えてみると、「65歳を超すと、睡眠薬の処方率が倍増する理由」や「70歳以上になると、7時間以上寝ている人が2倍以上になる理由」をご理解いただけるのではないでしょうか?

誤解のないように言っておきますが、私は「睡眠薬は絶対にダメ」と言いたいわけではありません。

私が言いたいのは、**「睡眠薬に頼る前に、できることがある」**ということです。

例えば、私であれば、行動計を使って、患者様の1日の生活内容を調べたうえで**「床にいる時間を、眠れる時間に近づけましょう」**とか**「睡眠を良くするために、日中の活動量を増やしましょう」**といった具体的なアドバイスをすることができます。

床にいる時間を減らしたり、活発に日中を過ごしたりすれば、睡眠薬を使わずとも、睡眠の質を改善できるかもしれません。

専門医である私でも、**行動計による患者様の測定は必須**です。

しかし、現状では、**かかりつけ医に行って「眠れないんです……」と言えば、睡眠薬が出てきて、それでおしまい**です。

専門医の私に言わせれば、それが医療であるはずがありません。


睡眠薬に関しては、**様々な誤解**があります。

例えば、ワイドショーなどでは「**睡眠薬を使うと認知症になる**」と言われていますが、睡眠薬を服用すると、本当に認知症になってしまうのでしょうか？

認知症は、誰もがなりうる深刻な病気です。

睡眠薬と認知症は、いったいどのような関係性を持っているのでしょうか？

次項で解説します。

「眠れる時間」と
「床にいる時間」のギャップを
睡眠薬で埋めてはいけない！

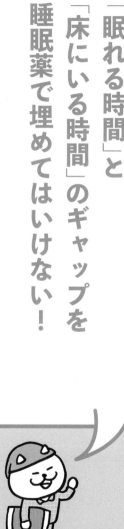

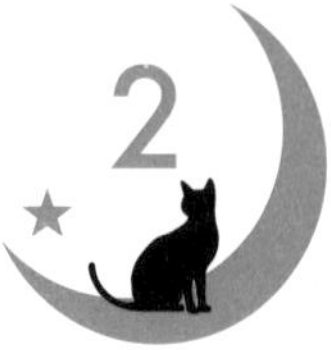

2 「睡眠薬を飲むと認知症になる」は本当か？

睡眠薬を飲むと、本当に認知症になってしまうのでしょうか？

結論から言えば、**睡眠薬と認知症は無関係とは言えません。**

認知症に関して、私がよく患者様に言っているフレーズがあります。

それは「**薬を飲まずに眠れたら１００点、薬を飲んで眠れたら80点、薬を飲まずに眠れなかったら50点**」ということです。

要するに、**薬を飲まずに眠れないなら、薬を飲んで眠った方が良い**ということです。

そもそも、**なぜ、人は認知症になってしまうのでしょうか？**

その仕組みを簡単に説明しましょう。

認知症は、**脳細胞の死滅**によって起こります。

脳細胞は再生しません。ですから、いったん死滅すると、脳の中で**ゴミ**になってしまいます。

脳細胞は、昼間に活発に働きますが、夜間に休息することにより、死滅を防いでいます。

つまり、**夜にぐっすり眠ることによって、脳細胞を守っている**のです。

一方、**不眠が続くと、脳細胞は休息できずに死滅**していきます。

例えば、入院してきた高齢の患者様が、環境に慣れることができず、数日間不眠になり、後日お見舞いに来たご家族の顔を忘れてしまったというケースを、私は何例も経験してきました。

そのように考えると、**認知症の最大のリスク要因は不眠**であると言っても過言ではありません。

ですから、眠れないのであれば、睡眠薬を使ってでも、眠った方がいいのです。

ただし、**1つ問題点**があります。

睡眠薬を使って眠るということは、コンピュータで言えば、自力でシャットダウンをすることができず、**強制シャットダウン**を繰り返すようなものです。

脳というのは、インターネットと同様、他の細胞と繋がり、**ネットワーク**を構築することで機能しています。

睡眠薬による強制的な停止が続くと、このネットワークが構築できなくなり、認知症になりかねません。

睡眠薬自体に脳細胞を死滅させる作用はありませんが、睡眠薬を使い続けることで、ネットワークの構築がうまくいかなくなると、**認知症になることは十分にありうる**のです。

睡眠というのは、単なる休み時間ではなく、「**脳や体のメインテナンスの時間**」になります。

睡眠がうまく取れないと、脳や体のメインテナンスができなくなり、様々な問題が出てきます。

例えば、その問題が脳に出れば**「認知症」**になりますし、その問題が血管に出れば**「高血圧」**になりますし、血糖値のコントロールに出れば**「糖尿病」**になります。

中高年の睡眠は「いかに脳や体のメインテナンスを行うか」が大事で、そのカギになるのが**「成長ホルモン」**です。のちほど第2章で具体的なデータを出しますが、成長ホルモンの分泌は、**年齢を重ねるごとに減少**します。

成長ホルモンを、睡眠中にいかに分泌させるか？

この点が、**「中高年の睡眠のカギ」**になると言えるでしょう。

実は、その秘訣《ひけつ》は**「短い睡眠」**にあるのですが、この点についても、またのちほどお話しします。

昨今、私が感じているのは、「皆さん、よく知っているな」ということです。例えば、一昔前であれば、「睡眠薬」＝「認知症」というイメージを、誰も持っていなかったのではないでしょうか？

しかし、今の時代はインターネットで何でも調べられますし、テレビをつければ、1時間ごとにワイドショーをやっています。家でボーッとしているだけでも、どんどん情報が入って来る時代と言えるでしょう。

しかし、だからこその**弊害**もあります。

情報が多すぎて、何が本当に正しいのか、分からなくなってしまうのです。

氾濫《はんらん》する情報に惑わされないよう、「**睡眠に関する正しい知識**」を、この本でお伝えしたいと考えています。

さて、話を元に戻しましょう。先ほど「ヒトが眠れる時間は加齢とともに減っていく」という話をしましたが、**なぜ年齢を重ねると、若い頃と違って、ぐっすり眠れなくなってしまうのでしょうか？**

その理由を、次項で詳しく説明します。

睡眠はメインテナンスの時間。
うまく取れないと
認知症などの問題が起こる！

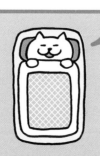

3 なぜ、加齢とともに眠りが浅くなってしまうのか？

私のクリニックに来る中高年の患者様に話を伺うと、多くの方が「**寝てから3時間ぐらいで目が覚めてしまう……**」とおっしゃいます。

なぜ、年齢を重ねると、ぐっすり眠れなくなってしまうのでしょうか？

その理由は、**年齢を重ねるごとに「深い睡眠」が少なくなってしまうから**です。

では、「深い睡眠」とは、いったい何でしょうか？

この点をご理解いただくために、まずは簡単な「**睡眠の基礎知識**」の話から始めましょう。

次のページの図6をご覧ください。

図6

レム睡眠とノンレム睡眠

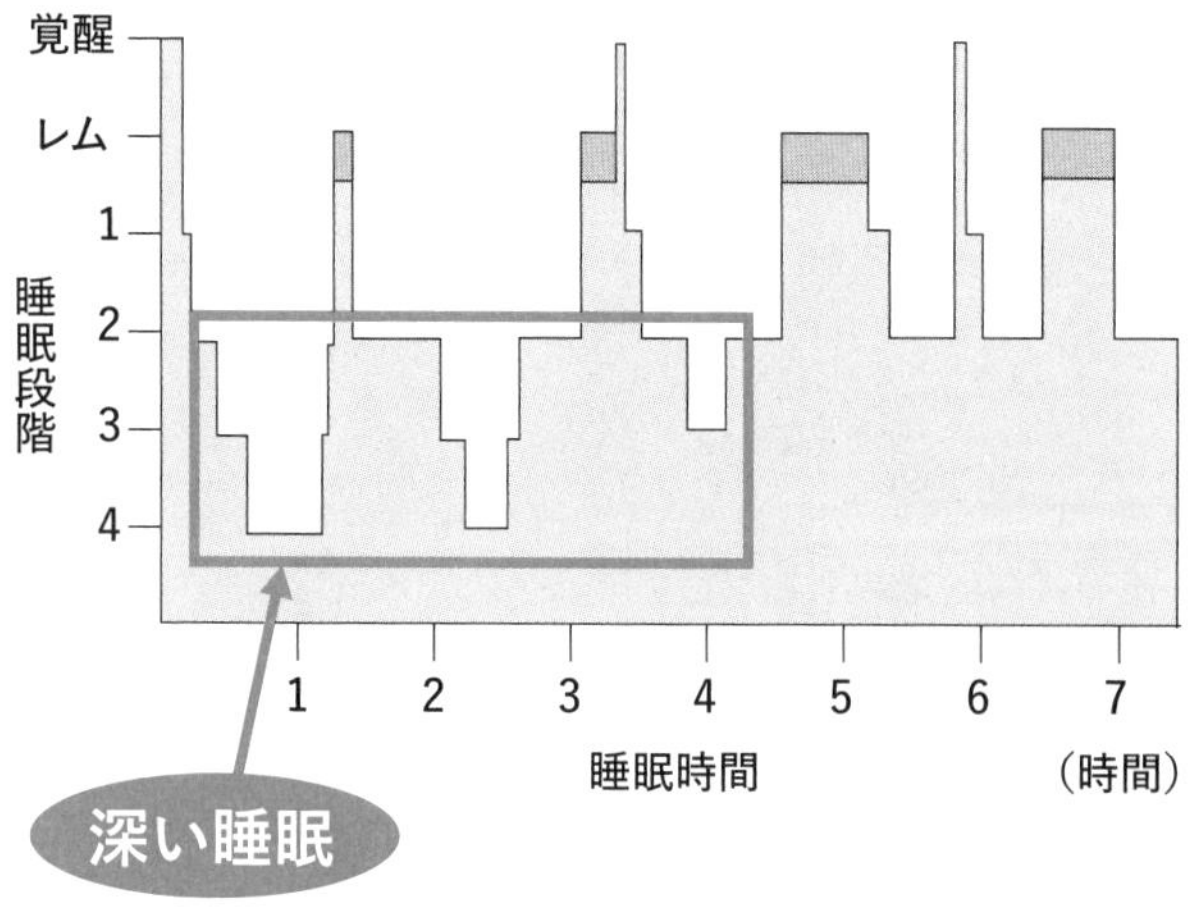

「レム睡眠」と「ノンレム睡眠」が
90分周期で繰り返される！

（Kales A. とKales J.D.〈1974年〉のデータに基づきスリープクリニック作成）

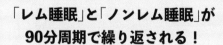

睡眠には、**2つの種類**があります。

1つは夢を見ている「**レム睡眠**」で、もう1つはほとんど夢を見ない「**ノンレム睡眠**」です。

私が言う「**深い睡眠**」というのは、いわゆる「**ノンレム睡眠**」のことです。

一方の「**レム睡眠**」は**夢を見ている睡眠**で、頭の働きは起きている時に近くなるので、「**浅い睡眠**」になります。


図6のグラフにあるとおり、睡眠は「ノンレム睡眠」と「レム睡眠」がセットになり、**約90分周期**で**4~6回**繰り返されて、目覚めに至ります。

つまり、**睡眠の基本サイクルは「90分」**になります。

睡眠の常識として、「90分の倍数で寝るとスッキリ目覚めることができる」というのはよく知られていますが、その理由は、睡眠の基本サイクルが90分単位だからです。


なぜ2種類の睡眠があるのかと言うと、**それぞれに役割**があるからです。

まず「レム睡眠」＝「浅い睡眠」についてですが、主な役割は**「心のメインテナンス」**になります。

ヒトはレム睡眠時に、昼間に経験したり、勉強したりしたことを、記憶の戸棚にしまい込みます。

そうすることで、**うつ病などの「心の病」を予防**しています。

レム睡眠の特徴は、**夜中（睡眠の前半）に短く、朝方（睡眠の後半）になると長くなる**という性質です。

一方、「ノンレム睡眠」＝「深い睡眠」の主な役割は、**体や脳の休憩、身体の成長**などです。

のちほど詳しく説明しますが、**子どもの成長や大人のアンチエイジングに必要な成長ホルモンは、ノンレム睡眠の時に多く分泌**されます。

図6のグラフのとおり、ノンレム睡眠は1〜4までの番号がふられていて、この番号が大きければ大きいほど、眠りが深いことを示しています。

深い睡眠の特徴として挙げられるのは、**「寝てから3時間」の間に多く出現**するという点です。

朝に寝ようが、夜に寝ようが関係なく、**「寝てから3時間」**の間に多く出現するのが深い睡眠になります。


さて、ここまでをご理解いただいたうえで、話を元に戻しましょう。

年齢を重ねると、ぐっすり眠れなくなってしまうのは、「深い睡眠」が加齢とともに減ってしまうからです。

次のページの図7をご覧ください。

これは**幼児期、成年期、老年期、それぞれの睡眠を比較したグラフ**になります。

このグラフをご覧いただくと、幼児期や成年期と比べ、**老年期には「深い睡眠」が出現しにくくなっている**ことがお分かりいただけるのではないでしょうか？

深い睡眠が出現しにくくなるということは、簡単に言うと、**長くぐっすり眠れなくなる**ということを意味します。


例えば、**スキーの滑走**を思い浮かべてみてください。

図7

幼児期、成年期、老年期の睡眠の比較

幼児期

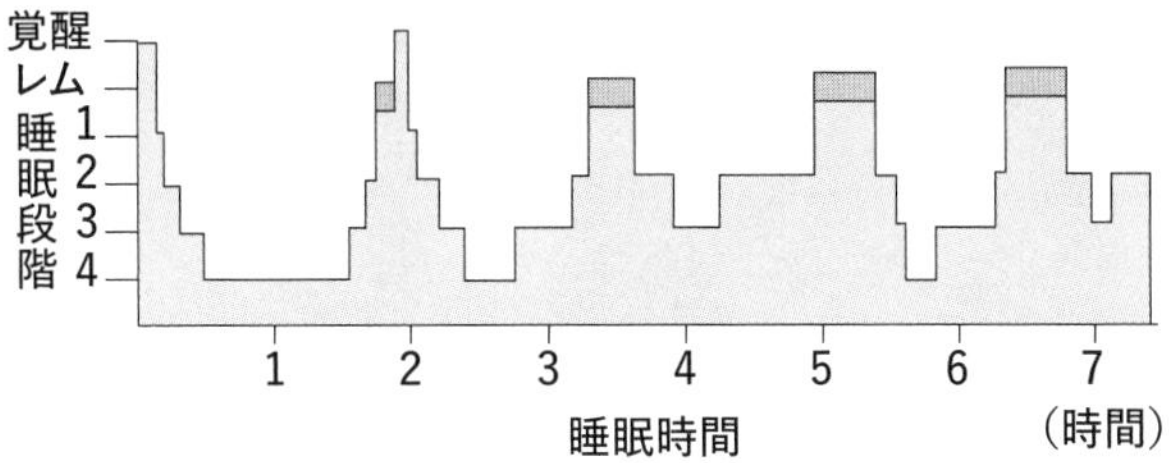

成年期

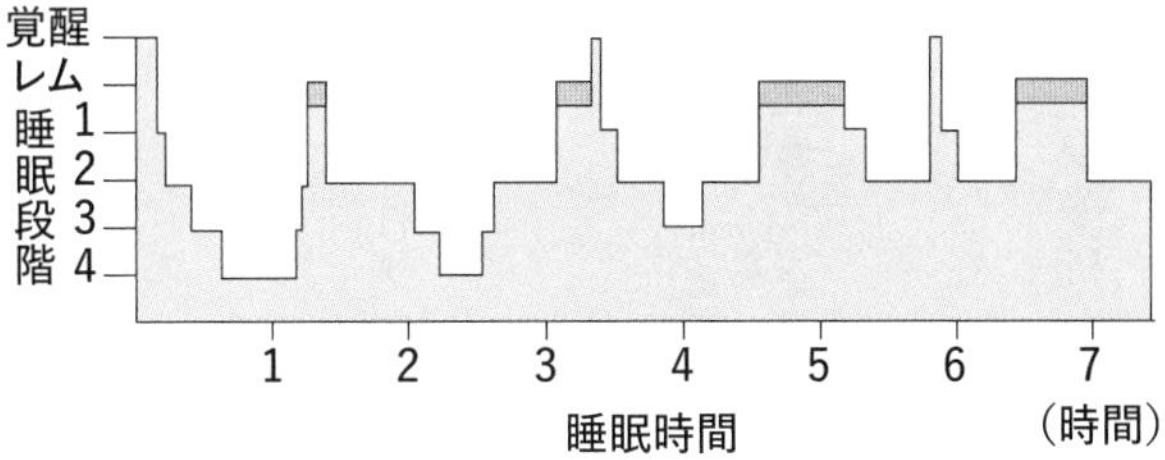

老年期

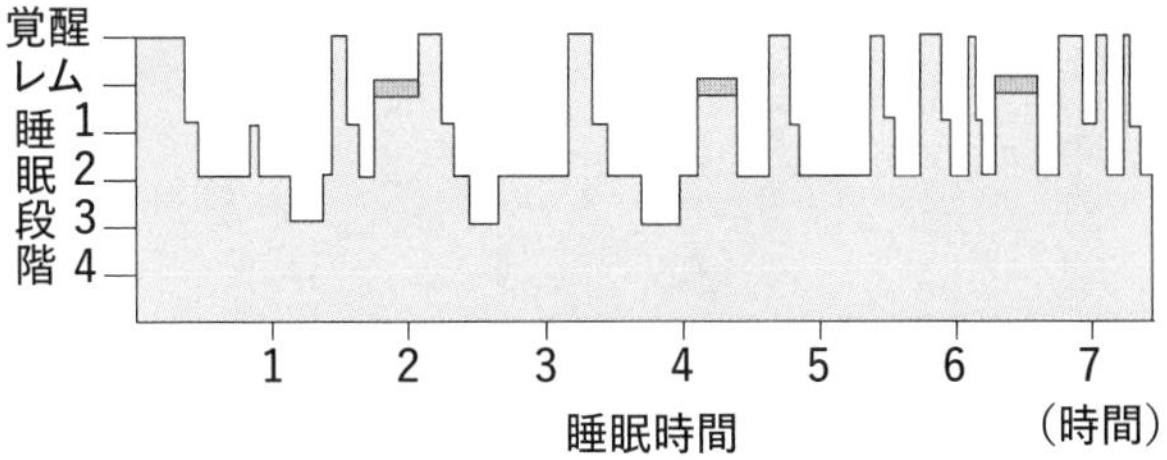

（Kales A. とKales J.D.〈1974年〉のデータに基づきスリープクリニック作成）

リフトを使い、高い所に登って滑走すると、スキーは勢いに乗って、より速く、より長く滑ることができます。

私に言わせれば、深い睡眠は「**スキー場の高い場所**」、浅い睡眠は「**スキー場の小さなコブ**」のようなものです。

若い時は、深い睡眠がたくさん出現します。つまり、スキー場に例えるならば、**高い所まで登れる急勾配のリフト**に乗れたということです。

高い所から降りてきたスキーには勢いがあるので、小さなコブがあったとしても、簡単には止まりません。

結果として、長い距離を止まらずに滑ることができます。つまり**長い時間、途中で起きることなく、ぐっすり眠ることができる**ということです。

一方、歳を取ると、深い睡眠が出現しにくくなります。

リフトに例えるなら、**ファミリーゲレンデ用のリフト**にしか乗れず、高い所までは登れなくなってしまったということです。

そうなると、スキーには勢いがつきません。

図8

スキーのイメージ図

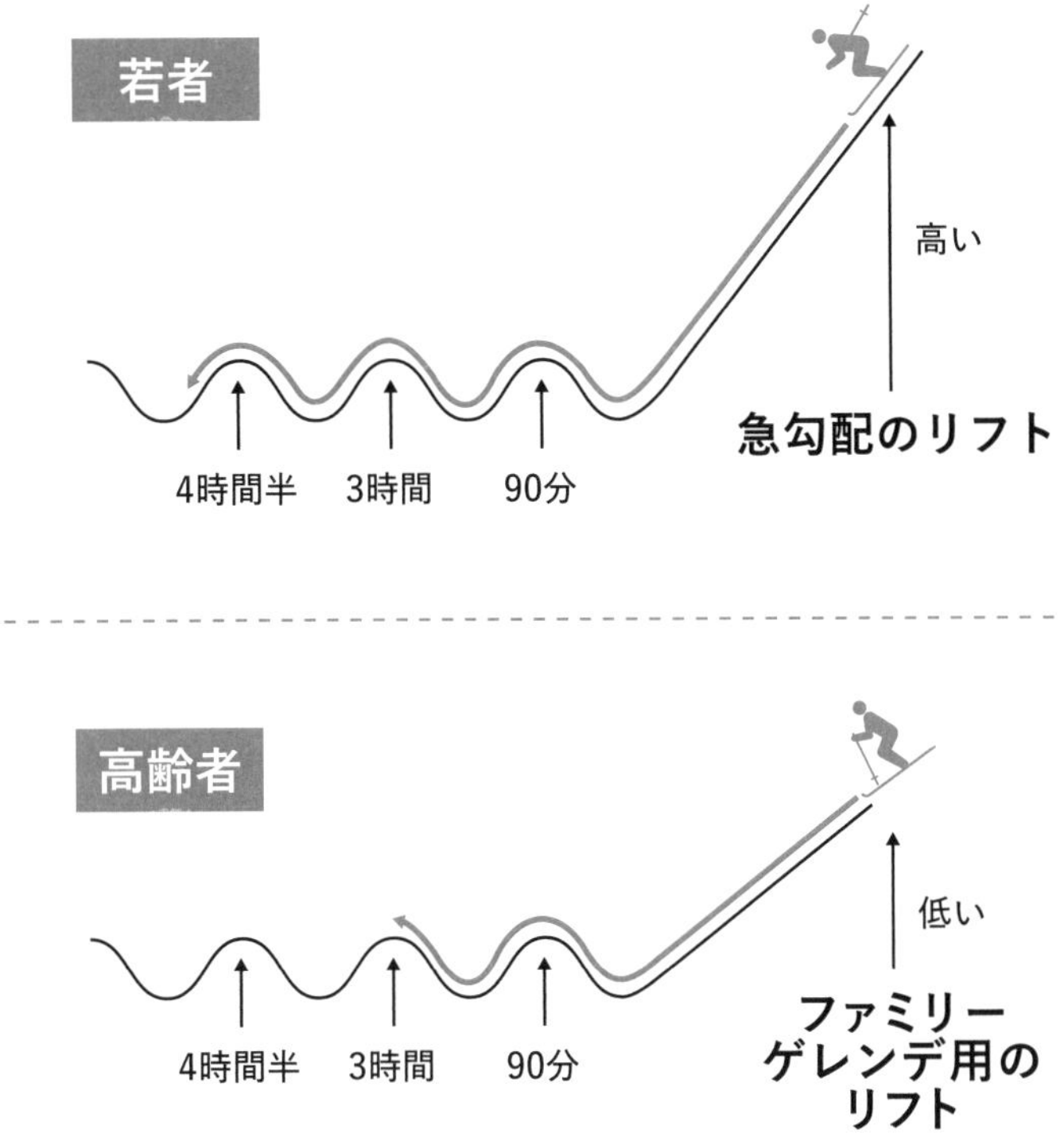

深い睡眠が減ると、
長くぐっすり眠れなくなる！

ですから、小さなコブでも、簡単にスキーが止まってしまいます。

つまり、**すぐに目が覚めてしまう**のです。

中高年の方々が「寝てから3時間で目が覚めてしまう……」というのは、言い換えれば、**90分周期の2つ目に来る「レム睡眠」＝「浅い睡眠」という「小さなコブ」を乗り越えられない**ということなのです。

歳を取ると、すぐに目が覚めてしまうだけではありません。

夜中に目が覚めて、おしっこに行きたくなってしまうという方も多いのではないでしょうか？

なぜ、歳を取ると、夜中におしっこで目が覚めてしまうことが多くなるのでしょうか？

次項では、その理由とメカニズムについて、お話しします。

加齢とともに
「深い睡眠」が出現しにくくなる。
だから、ぐっすり眠れない！

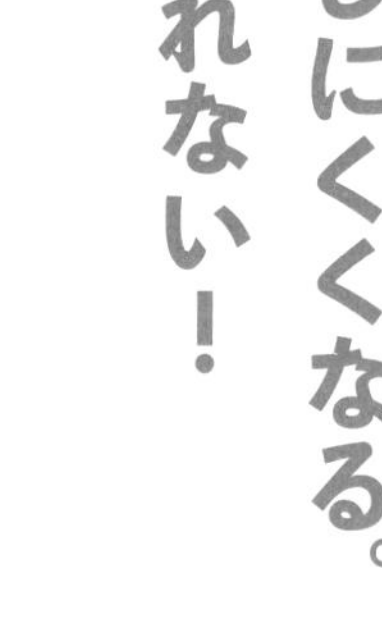

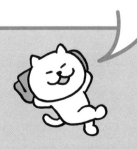

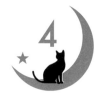

4 なぜ、夜中にトイレで目が覚めてしまうのか？

歳を取ると、夜中にトイレで目が覚めてしまいます。

「**若い頃は、トイレで目が覚めることなんてなかったのに……**」と感じていらっしゃる方も多いのではないでしょうか？

そもそも、なぜ歳を取ると、夜中にトイレで目が覚めてしまうことが多くなるのでしょうか？

そのメカニズムについて、分かりやすく説明したいと思います。

例えば、若い頃は8時間くらい眠っていても、夜中におしっこで目が覚めることは滅多にありません。

しかし一方で、昼間に8時間、全くおしっこに行かない日があるでしょうか？

おそらくないと思います。

昼間には我慢できないおしっこが、なぜ、眠っている間には我慢できるのでしょうか？

その秘密は、**ＡＤＨという「抗利尿ホルモン」**にあります。

おしっこが作られる仕組みを簡単に説明すると、おしっこは**腎臓**で作られます。

血液が腎臓を通過すると、おしっこが作られるので、腎臓を流れる血液の量で、おしっこの量が決まります。

この時、腎臓を通った血液が、おしっことして、全て外に出ていったら、みんな**貧血**になってしまいますよね？

そこで、腎臓は赤血球や白血球といった**「血球成分」**を取り除いて、**残った水溶性成分**でおしっこを作り出します。

この時、血球成分を抜いた水溶性成分を、おしっことして、全て外に排出してしまうと、今度は**脱水**になってしまいます。

そこで活躍するのが、ＡＤＨという「抗利尿ホルモン」です。

おしっこが「尿細管」という管を通る時に、ＡＤＨがスポンジの役目をして、水分だけを吸い取ってくれるのです。

水分だけが抜き出されるので、老廃物の入った水溶性成分が濃くなり、外におしっことして排出されることになります。

ここまでの仕組みをご理解いただいたうえで、話を元に戻しましょう。

なぜ、若い時は、寝ている間のおしっこを我慢できるのでしょうか？

それは**ＡＤＨというスポンジによって、体内に水分を戻している**からです。

ＡＤＨは赤ちゃんの時にはほとんど出ませんが、**成人になると、たくさん出てくる**ようになります。

例えば、赤ちゃんは2〜3時間おきにおしっこをしますが、その理由はＡＤＨがないため、水分を抜き取って体内に溜めておけないからです。

成人になると出てくるＡＤＨですが、**歳を取ると、また出なくなってしまいます。**

要するに「**赤ちゃんがえり**」してしまうのです。

歳を取ると、赤ちゃん同様、ＡＤＨというスポンジがなくなってしまうため、水分を体内に溜めておくことができません。

だから夜中に目が覚めて、おしっこに行きたくなってしまうのです。

ここであなたに分かっていただきたいのは、**ＡＤＨの減少は、加齢とともに、万人に起こる**ということです。

ＡＤＨが減少すれば、**夜中におしっこに行きたくなってしまうのは当たり前**です。

どうしても気になる方には、ＡＤＨを補充する方法もありますが、あまり効かないというのが実情です。

では、いったいどうすればいいのでしょうか？

大事なのは、仮におしっこで目が覚めてしまったとしても、**用を足したあと**

に、すぐに眠れるかどうかです。

おしっこで目が覚めてしまったとしても、用を足したあとに、またすぐに眠れれば問題ありません。

ここで重要になるのが「**睡眠の深さ**」です。

睡眠が深いと、用を足したあとでも、すぐに眠ることができます。

ところが、眠りが浅いと、そうはいきません。

いったん目が覚めてしまうと、なかなか眠りにつくことができません。

では、いったいどうすれば、睡眠を深くすることができるのでしょうか？

先ほどお話ししたとおり、年齢を重ねるごとに、深い睡眠は出現しにくくなります。

加齢とともに減ってしまう深い睡眠を、中高年になってから増やすためには、いったいどうしたらいいのでしょうか？

ここでカギになるのは「**起きていた時間**」、つまり「**いかに長い時間起きているか**」です。

私は祖父の代から、親子3代で90年以上、睡眠の研究をしている「**世界最古の睡眠研究一家**」の後継者ですが、私の父・遠藤四郎が研究していたのは、まさにこのテーマでした。

私の父は「起きていた時間」と「深い睡眠の量」の関係を約30年間、研究していたのです。

そして、父の死後は、私がその研究を受け継ぎました。

言わば、このテーマは「**遠藤家の家業**」とも言えるものです。

では、「**起きていた時間**」と「**深い睡眠の量**」は、**いったいどのような関係性を持っているのでしょうか？**

父の研究データを用いながら、次項で詳しく解説します。

深い睡眠を増やせば、
夜中におしっこで目が覚めても
大丈夫！

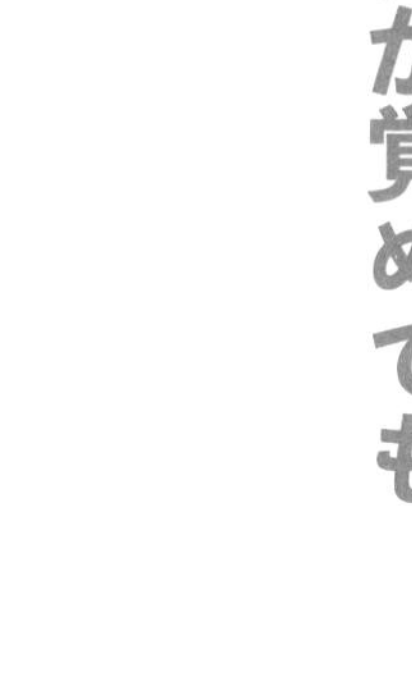

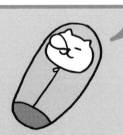

5

歳を取ってからも「深い睡眠」を増やす方法

中高年になるにつれて、深い睡眠の量はどんどん減っていきます。

深い睡眠が減ると、睡眠の質が落ちるだけでなく、脳や体のメインテナンスに欠かせない「成長ホルモン」の分泌も減ってしまいます。

では、歳を取ってから、深い睡眠を増やすためには、いったいどうすればいいのでしょうか？

少しずつ、**本書の核心部分**に入っていきたいと思います。

先ほど**「深い睡眠の量」**は「起きていた時間」、つまり**「いかに長い時間起きているか」**と密接な関係を持っていると書きました。

この2つは、どのような関係性を持っているのでしょうか？

まずは、次のページの図9をご覧ください。

これは私の父の研究データをもとに作成したグラフで、**「起きてからの時間」と「深い睡眠の量」の関係**をまとめたものになります。

このグラフをご覧いただくと、2時間後、6時間後、10時間後、16時間後と**「起きていた時間」が増えるにつれて、「最も深い睡眠」も「深い睡眠」も、ともに増えている**ことがお分かりいただけると思います。

これは例えば、朝7時に起きたとすると、2時間後の朝9時に寝るよりも、6時間後の午後1時（13時）に寝た方が、**深い睡眠の量は2倍**になるということです。

同様に、16時間後の午後11時（23時）に寝たとすると、朝9時に寝た場合と比べて、**深い睡眠の量は3倍**になります。

つまり、**起きていた時間が長ければ長いほど、逆に言うと、睡眠時間が短ければ短いほど、深い睡眠の量は増えていく**ものなのです。

図9

「起きてからの時間」と「深い睡眠」の関係

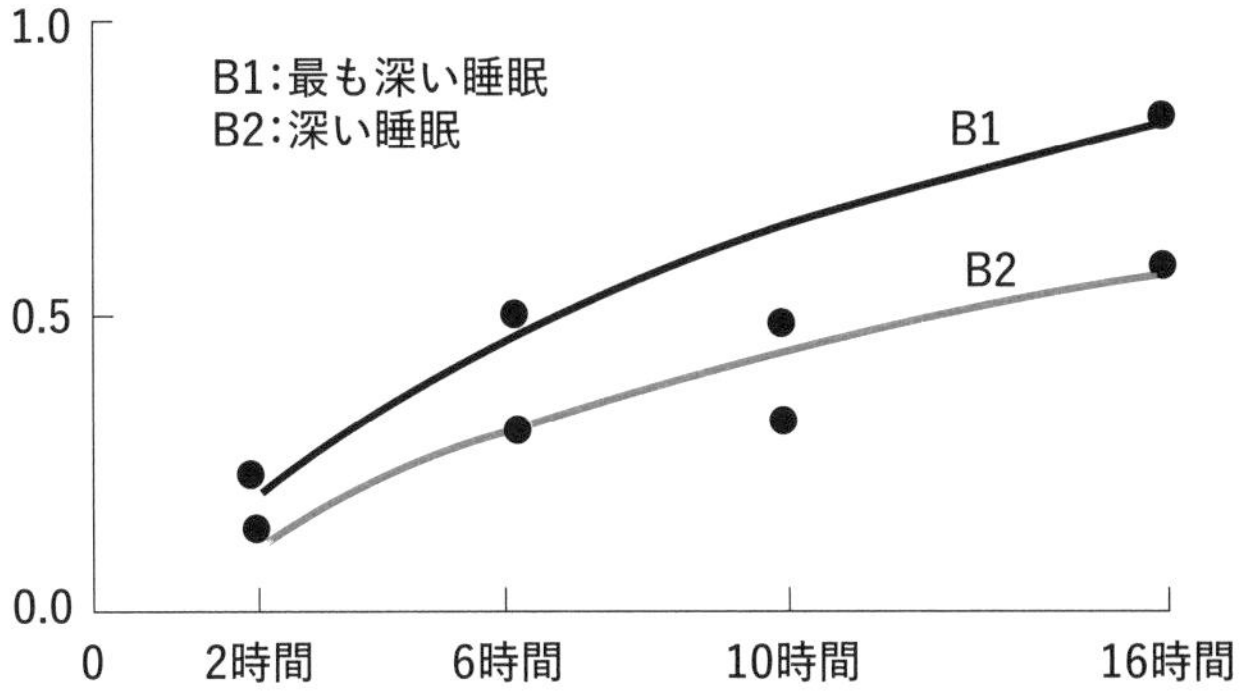

（『遠藤四郎 睡眠研究論集』〈星和書店刊〉より抜粋して作成）

図10

年齢・性別による深い睡眠の量

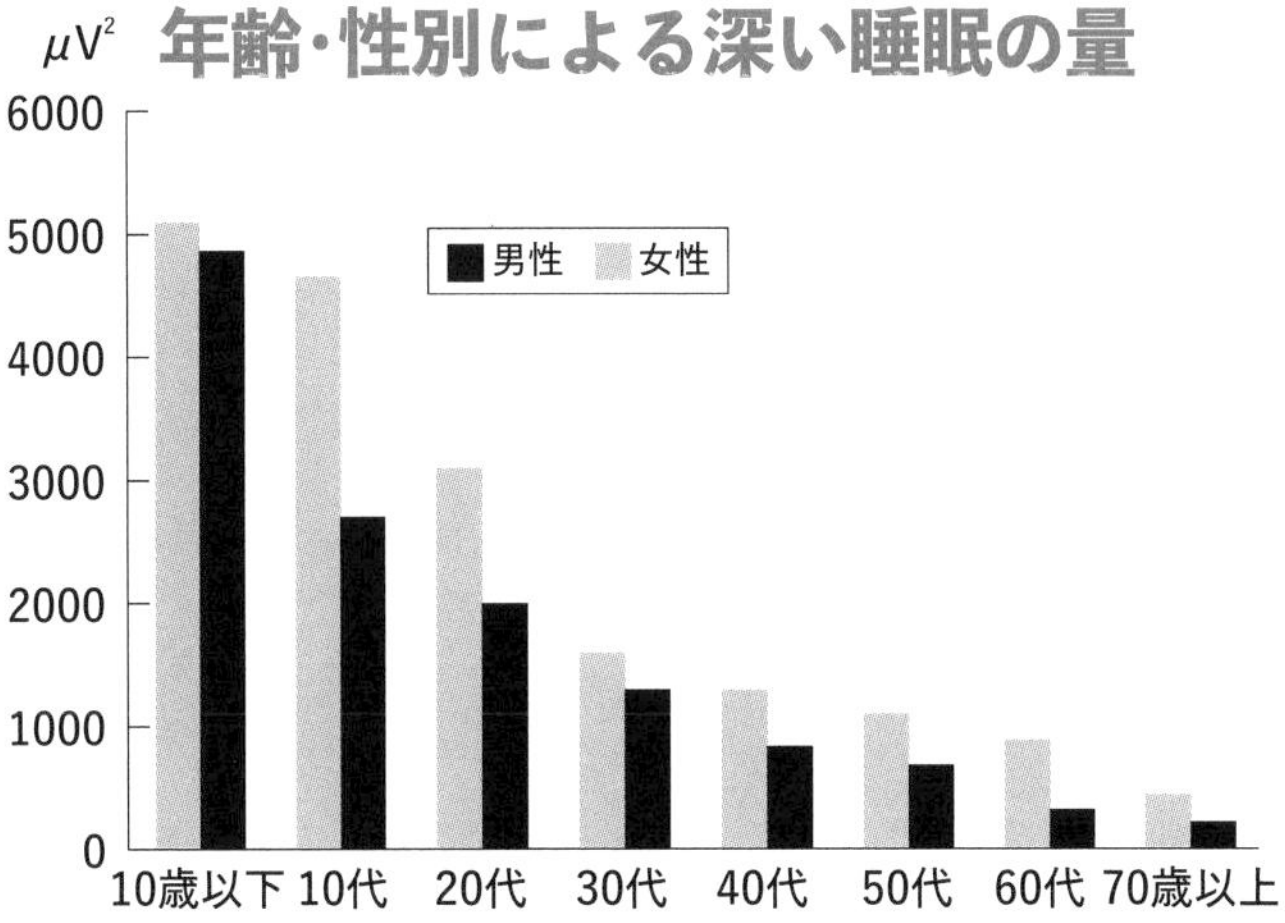

（スリープクリニックのデータベースに基づき作成）

次に図10ですが、これは**年代別、男女別に分けて、「深い睡眠の量」を比較したデータ**になります。

このグラフをご覧いただくと、**深い睡眠の量は、女性よりも男性が少なく、また歳を取れば取るほど少なくなる**ことがお分かりいただけるでしょう。

深い睡眠の量を増やすためには、起きている時間を増やして、睡眠時間を減らすしかありません。

父の研究のさらなる裏付けとなるのが、次のページの図11です。

これは、かつて私が留学していた**スイス・チューリッヒ大学の実験データ**です。

普段の睡眠が、平均6時間以下の人（ショートスリーパー）と9時間以上の人（ロングスリーパー）で、それぞれ深い睡眠の量がどれくらいあるかを調べたところ、**6時間以下の人は平均して70分以上、9時間以上の人は平均して50分未満**という結果が出ました。

9時間以上の人と比較すると、6時間以下の人の方が20分以上も深い睡眠が多いことが分かります。

図11

睡眠時間と深い睡眠の量（チューリッヒ大学の実験）

睡眠時間

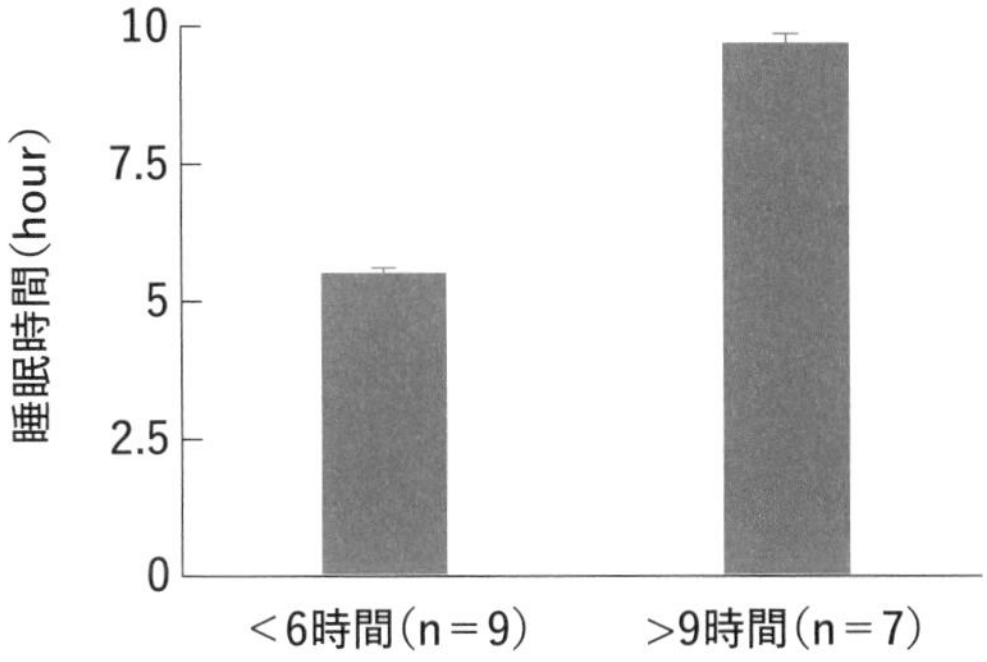

深い睡眠の量

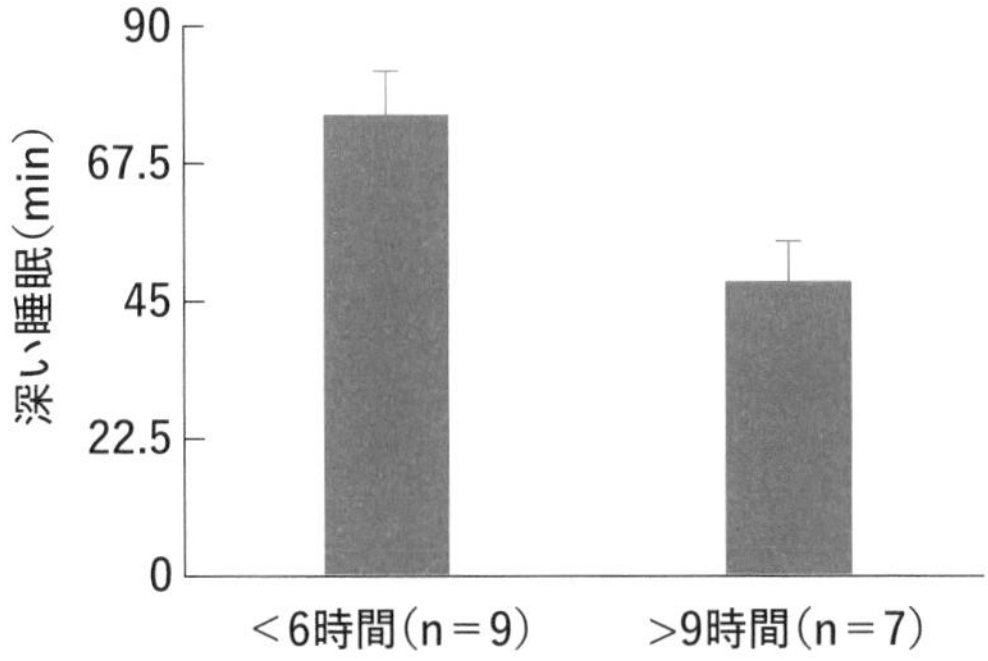

（Aeschbach Dら〈1996年〉のデータに基づきスリープクリニック作成）

つまり、この実験においても「**睡眠時間が短い方が、深い睡眠の量が増える**」ということが証明されたのです。

だからこそ、「**いかに睡眠時間を削るか**」**が肝心**です。

睡眠時間を削れば削るほど、逆に起きている時間が長ければ長いほど、睡眠は深くなるのです。

さて、ここで気になるのは「**どれくらい睡眠時間を減らせばいいのか**」、もしくは「**睡眠時間を減らして本当に大丈夫なのか**」という点ではないでしょうか？

最近、世間でよく言われるのは「睡眠負債が溜まるから、睡眠時間を減らすのは体に良くない」ということです。

睡眠時間を減らすことは、本当に体に良くないのでしょうか？

そもそも、どのような背景から「睡眠負債」という考え方が生まれ、広まっていったのでしょうか？

次項では「**睡眠時間**」**と**「**平均寿命**」**の相関関係**について、国際比較の視点から考えてみることにしましょう。

睡眠時間を減らせば減らすほど、
深い睡眠の量は増える！

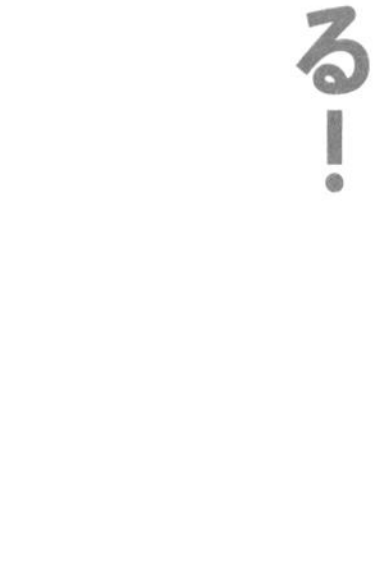

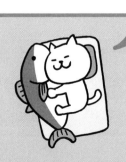

6

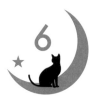

「睡眠時間」と「平均寿命」の意外な関係

世間でよく言われるのは、**「日本人は働き過ぎで睡眠時間が短い」**「**日本人は睡眠の質が良くない**」ということです。はたして、本当にそうなのでしょうか？

この点を国際比較の視点から考えてみましょう。

次のページの図12をご覧ください。

これは**世界各国の**「**平均寿命**」**と**「**睡眠時間**」**の関係を示すグラフ**になります。

このグラフでは、OECDの主要加盟国の中から、**比較的長期間、裕福だった国々**を選び出しました。

その理由は、「**貧困**」**と**「**平均寿命**」**には密接な関係**があるからです。

図12

「平均寿命」と「睡眠時間」の国際比較

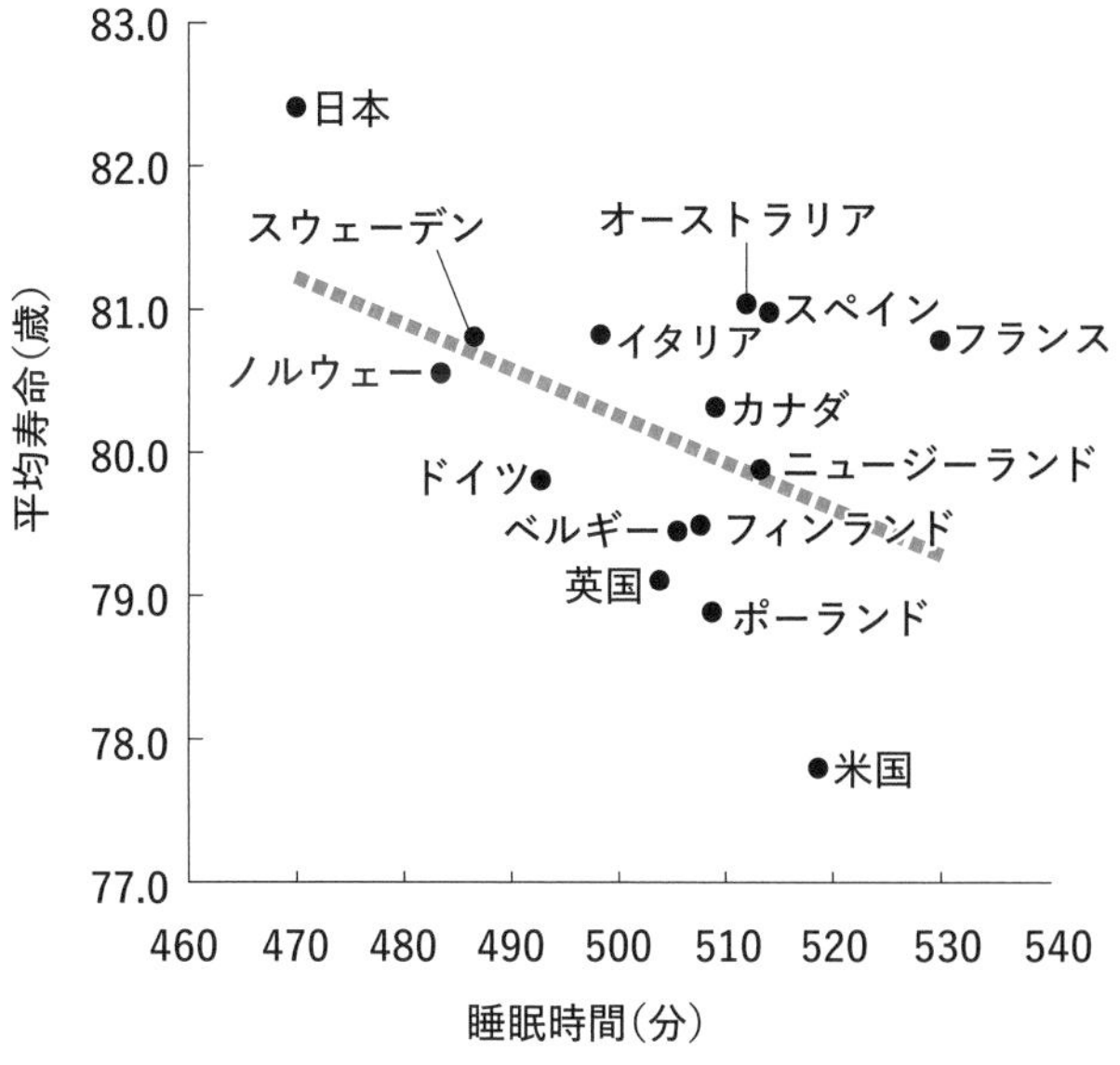

(2008年、2009年のOECDのデータに基づきスリープクリニック作成)

「GDP」と「平均寿命」の関係を見ると、正の相関関係が見られます。

つまり**「経済的に豊かな国ほど、平均寿命が長い」**ということで、平均寿命は経済的な豊かさに左右される傾向があるのです。

そのため、貧困の問題がある日本以外のアジア、ならびに南米の国々を対象から外しました。

OECDの中から、長年にわたって生活水準が安定している国々のみをピックアップすることによって、「経済が平均寿命に与える影響」をできる限り排除し、**「睡眠時間と平均寿命の関係」にフォーカス**したのです。

さて、前置きが少し長くなりましたが、図12のグラフをご覧いただくと、**近似直線が右肩下がり**になっていることがお分かりいただけるはずです。

近似直線とは何でしょうか？

近似直線が右肩下がりであるということは、いったい何を示しているのでしょうか？

分かりやすい例を出すと、一般的に**「身長」と「体重」の関係は比例**します。

図13

近似直線とは？（イメージ図）

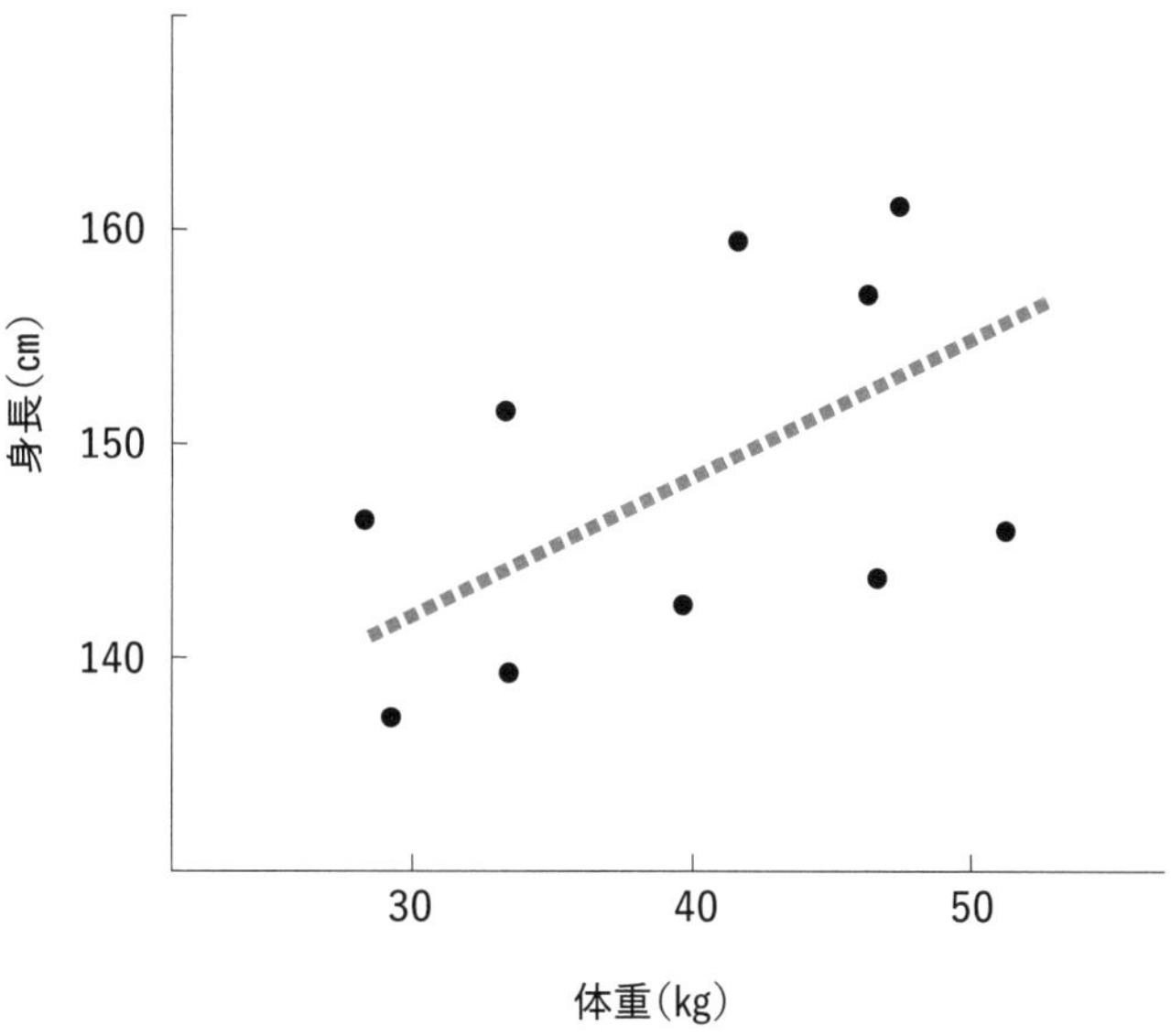

近似直線は「右肩上がり」なので、
身長と体重の関係は比例している。

簡単に言えば、「**身長が高い人の方が、体重も重い傾向がある**」ということです。

例えば、小学校の1つのクラスに、10人の子どもがいたとしましょう。

図13のグラフのように、それぞれの身長と体重に点を打っていくと、近似直線はたいてい「**右肩上がり**」になります。

近似直線が右肩上がりであるということは「**身長と体重は正比例関係がある**」、つまり、「**身長が高い人の方が、体重が重い傾向がある**」ということを示しているのです。


さて、ここまでをご理解いただいたうえで、もう一度、図12のグラフをご覧ください。

平均寿命と睡眠時間の近似直線は「**右肩下がり**」になっています。

つまり、これは平均寿命と睡眠時間が「**反比例**」していることを示しています。

分かりやすく言えば、「**睡眠時間が短い国ほど、平均寿命が長くなる傾向がある**」ということを示しているのです。

国際的に見て、「日本人は働き過ぎだ」と長らく言われています。

たしかに、それはそのとおりかもしれません。

しかし、図12のグラフを見れば一目瞭然《りょうぜん》ですが、**日本は世界で一番の長寿国**です。

働き過ぎによる睡眠不足が、体に悪影響を与えているとすれば、日本人の平均寿命は他国に比べて短いはずです。ところが、実際は、そうはなっていません。

これは、いったいどういうことなのでしょうか？

図12のグラフから言えるのは、世界的に見て、「日本型のライフスタイル」が一番、平均寿命を延ばすということです。

世界から「働き過ぎ」「睡眠不足」と揶揄《やゆ》されてきた日本人のライフスタイルこそが、健康に長生きするうえで、実は一番優れているのです。

この本の冒頭に掲載した**「睡眠診断チャート」**は、**「日本型のライフスタイルが一番優秀である」**という事実を知っていただくために、作成しました。

日中にがんばって働けば、その分、睡眠時間は短くなります。
睡眠時間が短ければ、深い睡眠が増えて、睡眠の質が上がります。
つまり、「**日中にがんばって働くこと**」と「**質の良い短い睡眠**」**がセットになって、日本人の平均寿命を押し上げてきた**のです。

にもかかわらず、なぜ「睡眠負債」という考え方を中心に、「日本人」＝「睡眠不足」＝「体に良くない」という考え方が生まれ、広まっていったのでしょうか？

まず「**睡眠負債**」という考え方が生まれた背景について説明しますが、これは**アメリカ側の視点から生まれたストーリー**です。

睡眠負債は、スタンフォード大学のデメント教授により提唱された概念で、「日々の睡眠不足が借金のように積み重なり、心身に悪影響を及ぼすおそれのある状態である」と定義されています。

少し説明を加えておくと、睡眠負債という概念が生まれた背景には、**睡眠不足による眠気が、数々の大事故を引き起こした歴史**がありました。

スペースシャトル・チャレンジャー号の爆発事故、アラスカのタンカー座礁事

故、スリーマイル島の原発事故などの重大事故は、**全て眠気が原因**であると言われています。

そのため、**「睡眠時間を増やして、眠気を解消させよう」**というムーブメントがアメリカで起こったのです。

私自身はアメリカにも留学の経験があり、アメリカ人のライフスタイルを目の当たりにしてきました。

アメリカでは、早期にリタイアをして郊外に住んでいるシニアが数多くいます。近所にコンビニやスポーツジムなどもないので、**家でフットボールを観ながら、ビールを飲み、ポップコーンを食べる**という生活が多いように感じました。

睡眠時間を増やそうというムーブメントに加えて、外でアクティブに活動する時間も減っているわけですから、**睡眠時間が長くなるのは必然**です。

こうしたライフスタイルと比較すれば、「日本人は働き過ぎで、睡眠時間も短か過ぎる」ということになるのでしょう。

しかし、平均寿命の観点から見れば、**アメリカは一番の劣等生**です。

アメリカ人の平均寿命と睡眠時間の関係を見れば、「**睡眠時間を長くしたからといって、健康に長生きできるとは限らない**」ということがお分かりいただけるのではないでしょうか？

実際に、私が２０１５年に発表した「アメリカ人の起きる時間とうつ」に関する英文論文でも、60歳から、起きる時間が急激に遅くなり、抑うつ傾向が強くなることを明らかにしました。

過労死などの一部の問題を除けば、日本人は「今の短い睡眠スタイル」をそのまま維持するべきなのです。

そもそも日本で「睡眠負債」という考え方が広まった背景には、「**働き方改革**」がありました。働き方改革を推進したい国にとって、**睡眠負債という考え方が好都合だった**のです。

２０１８年に「働き方改革関連法」が成立しましたが、その背景には、**過労死**や**人口減少による労働力の不足**を解決させるため、**長時間労働を抑制**する意図がありました。

例えば、労働力の不足による長時間労働の非効率化を補うため、政府は労働環境を改善することで、労働の生産性を高めようと試みたのです。

その際、睡眠負債という考え方は、まさに格好の材料でした。

ＮＨＫなどでも取り上げられて、話題になりました。

睡眠負債という考え方に基づき、**「日本人は働き過ぎ」「もっと寝なければダメ」というストーリーを広めることによって、「働き方を改革しなければならない」というムードを醸成していった**のです。


しかし、国際比較のデータを見れば分かるとおり、睡眠時間と平均寿命の関係は「逆相関」になっています。つまり、**「睡眠時間を長くすればするほど、健康に長生きできる」というのは幻想にすぎない**のです。

実際に**「日本人の睡眠」**を詳しく調べた研究データでも、**「長く寝る人ほど、早死にする」**という明確な結果が出ています。

次項では、その点について、詳しく解説します。

睡眠時間が短い国ほど、
平均寿命が長い傾向がある！

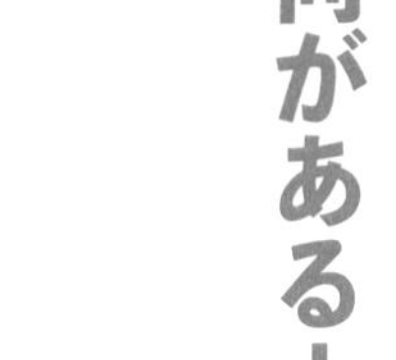

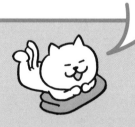

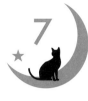

7 中高年は7時間以上寝てはいけない！

次のページの図14をご覧ください。

これは北海道大学大学院の玉腰暁子教授が、日本全国の40～79歳の男女、約11万人を対象に「**睡眠時間の長さ**」と「**10年後の死亡率**」の関係を調べたグラフになります。

図14のグラフは「**10年以内に死亡した人の割合を示したデータ**」です。

一方、**図15のグラフ**は、図14のグラフから「**直近の2年以内に死亡した人を除いたデータ**」になります。

なぜ、「2年以内に死亡した人」をデータから除いたのでしょうか？

少し分かりにくいと思いますので、噛《か》み砕いて説明しましょう。

図14

「睡眠時間の長さ」と「10年後の死亡率」

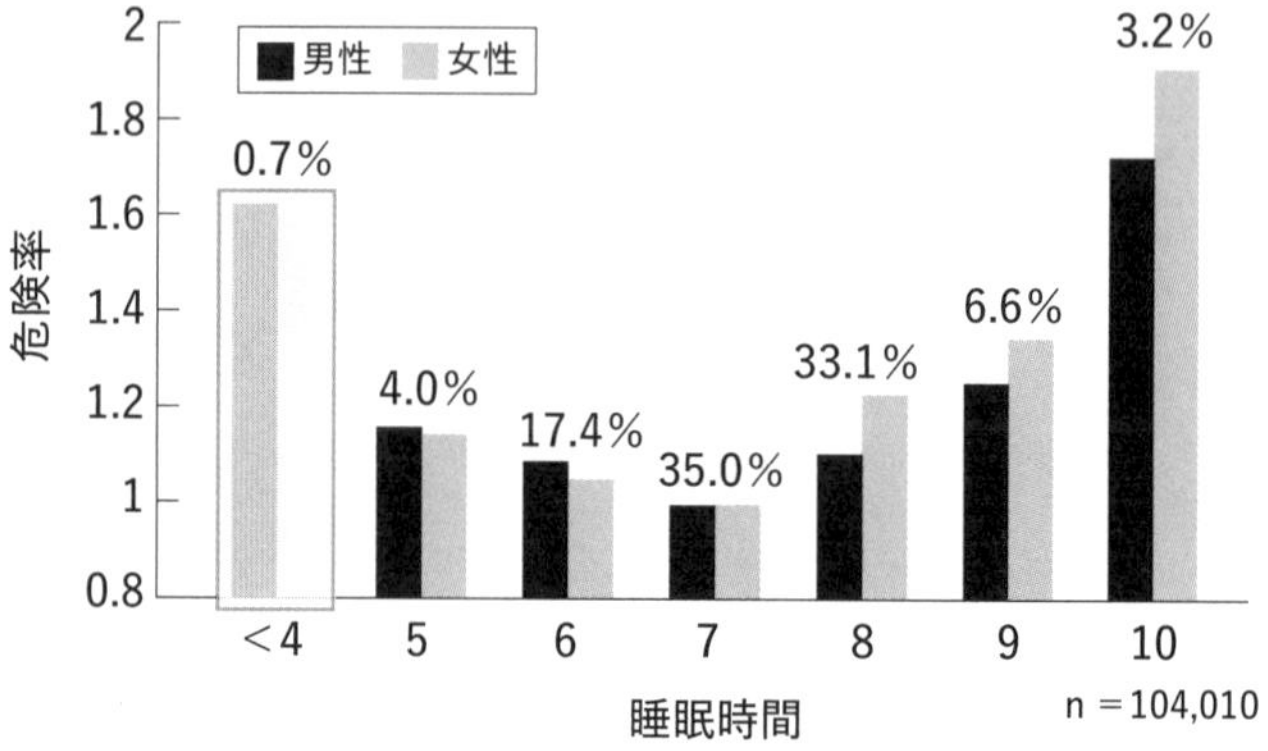

（玉腰暁子教授〈2004年〉のデータに基づきスリープクリニック作成）

図15

図14より「2年以内に死亡した人」を除外

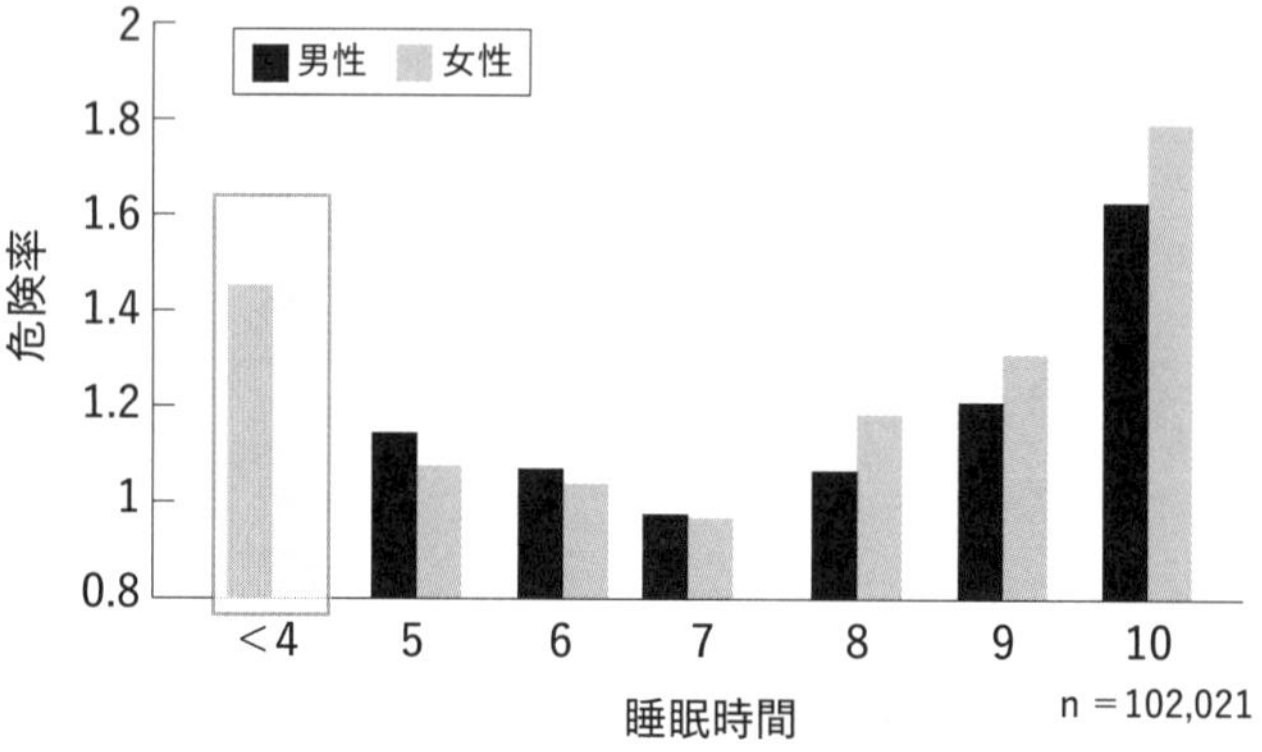

（玉腰暁子教授〈2004年〉のデータに基づきスリープクリニック作成）

例えば、「直近の2年以内に亡くなってしまった人」というのは、**すでにガンなどの病気に侵されていた可能性**があります。

そうなると「**ガンの影響で睡眠時間が短い**」とか、逆に「**ガンの影響で睡眠時間が長い**」といった可能性が出てきます。

「睡眠が寿命に与える影響」のみを知りたいわけですから、「健康状態が睡眠と寿命に与える影響」は、できる限り排除したいわけです。

そこで、「直近の2年以内に亡くなった人」をデータから除くことによって、「致死的環境が睡眠に与える影響を排除できる」という、あくまでも「**建前**」で作られたデータが、図15のグラフになるのです。

少し複雑かもしれませんが、ここまでをご理解いただいたうえで、改めて図14と15のグラフをご確認ください。

「**直近の2年以内に亡くなった方**」**を除いても、データの傾向としては、それほど変わらない**ことがお分かりいただけると思います。

どちらのグラフとも、**10年後の死亡率が一番低いのは7時間睡眠**ですが、5〜7時間の睡眠は、それほど死亡率が変わりません。

ですから、**睡眠時間が多少短いのは、あまり気にする必要がない**ということになります。

問題なのは、**7時間以上の睡眠**です。

8時間、9時間、10時間と睡眠時間が増えるにつれて、死亡率がどんどん上がっていきます。

つまり、**長く寝る人ほど、早死にしている**のです。

ちなみに「**4時間以下の睡眠**」の人たちがどうなるのかと言うと、**死亡率が大幅に上昇**します。

ですが、玉腰教授のデータをもとに私が作成したグラフでは、あえてその部分にマスキング（データを覆い隠す手法）を施しました。

その理由は、4時間以下の睡眠の人は、**全体の0・7％**しかいないからです。

他と比べて、母数があまりにも少なすぎるため、マスキングを施しました。

あえて付け加えておくと、現在の日本において、「**過労死**」という考え方が当てはまるのは、主にこの「**4時間以下の睡眠**」に属する人たちです。

社会的な問題を抱えているのは、まさにこの方たちです。

過労死の問題を放置しておいていいはずがありませんし、4時間以下の睡眠は非常に危険ですから、ただちに是正されなければなりません。

しかし、データをご覧いただければ分かるように、過労死の危険がある「4時間以下の睡眠」の人たちは、**11万人中の数百人程度**で、**全体の1%未満**にすぎません。

言わば**特殊例**であって、特殊例に通用する概念である「睡眠負債」を、特殊例以外の99%以上の人たちに当てはめることは危険だと思います。

玉腰教授のデータが示すとおり、**99%以上の方たちにとっては、「睡眠不足」よりも「寝過ぎ」の方が、はるかに大きな問題**なのです。

10年前、私は『4時間半熟睡法』という本をビジネスパーソン向けに書きましたが、この本にも書いたとおり、**短時間睡眠の限界は「4時間半」**です。

この本で、私は「睡眠の質が良ければ、4時間半の睡眠で問題ない」という主旨のことを書きましたが、玉腰教授のデータからも、その正しさが実証されたと感じています。

我々は子どもの頃から**「8時間は寝なさい」**と教えられてきました。

ですから、大人になってからも、「8時間は寝ないといけない」「最低8時間は寝たい」と思い込んでいましたが、実はここに**大きな落とし穴**があったのです。

これから成長していく子どもと違い、大人、特に中高年は体がどんどん衰えていくわけですから、**「子どもに対する睡眠指導」=「8時間は寝なさい」が、中高年にそのまま通用するわけがありません。**

例えば、歳を取って、代謝が落ちてきたら、摂取カロリーを少なくしなければなりませんよね?

好き放題に食べていると、肥満になり、生活習慣病になってしまいます。歳を取ったら、ご飯の量を少なくするのは、当たり前の話です。

ところが、睡眠に関しては、なぜかそうはなりません。

実際に眠れなくなっている中高年に対して、「もっと寝なさい」と言っているようなものです。これは歳を取り、食が細くなって、**「もう食べられません」**と言っている中高年に、**締めのラーメン**などを無理矢理食べさせているのと同じ行為なのではないでしょうか？

中高年になったら、「8時間は寝ないといけない」ではなく、**「ぐっすり8時間も眠れない」が正解**です。

年齢に応じて体が変化していくわけですから、それに応じて、睡眠指導や睡眠習慣も変化させていかなければならないのです。

では、**中高年になるにつれて、いったいどのように睡眠習慣を変えていけばいいのでしょうか？**

次項では、その点について、お話ししたいと思います。

中高年にとって7時間以上の睡眠は危険！

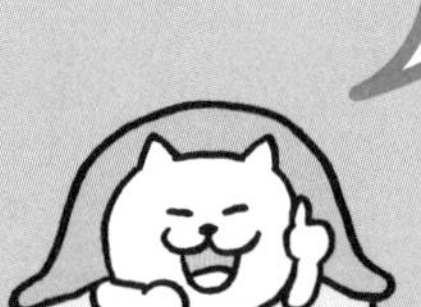

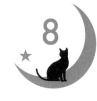

8 本当に「早起きは三文の得」なのか？

昔から**「早起きは三文の得」**と言われます。

いわゆる**「早起きのメリット」**を説いた諺《ことわざ》で、この諺があるためか、世の中では「早起き」＝「得すること」、「遅起き」＝「損すること」というイメージが定着しています。

子どもの頃から「早寝早起きがいい」と教えられて育ったため、「早寝早起きこそが健康の源」と考えている中高年の方々も多いのではないでしょうか？

私に言わせれば、「早起きは三文の得」というのは、**若い人のための諺**であって、**中高年の睡眠習慣には適しません。**

のちほど説明を加えますが、中高年の睡眠は「**遅寝、遅起き、だらしなく**」が基本になります。

先ほどご紹介した玉腰教授のデータをもとに考えると、**中高年の睡眠は7時間が理想的**です。そのためにはダラダラ寝るのではなく、できる限り睡眠時間を減らす工夫をしなければなりません。

では、**睡眠時間を減らすために有効なのは「早起き」でしょうか、それとも「遅起き」でしょうか？**

答えは「**遅起き**」です。

中高年の場合、例えば朝5時に目が覚め、そのまま起きてしまうと、昼過ぎには疲れて眠くなり、長い昼寝をしてしまいがちです。

夕食後に、テレビの前でうたた寝をしてしまう人もいます。

早めに風呂に入り、早めに夕食を食べ、早めに床に入ってしまう場合もあるでしょう。

そうすると、トータルで7時間しか眠れない中高年は、**次の日はもっと早い時間に目が覚めてしまう**ことになります。

そのように考えると、**中高年の方々にとっては、「早起き」よりも「遅起き」の方が、メリットが大きい**のです。

にもかかわらず、「早起きは三文の得」という諺に代表されるように、なぜ、世の中では「早起きのメリット」ばかりが強調されるのでしょうか？

次のページの図16をご覧ください。

これは厚生労働省の「**完全生命表、ならびに簡易生命表における平均余命の年次推移**」をまとめたもので、いわゆる「**平均寿命**」を示しています。

この表を見ると、明治時代の平均寿命は、男女ともに40代前半だったことが読み取れます。

一方、令和時代の現在、日本人の平均寿命は男女ともに80歳を超えています。

昔と比べて、40歳くらい、日本人は長生きをするようになったのです。

図16

日本人の平均寿命の年次推移

（単位：年）

年次（和暦）	男性	女性
明治24年～31年	42.8	44.3
明治32年～36年	43.97	44.85
明治42年～大正2年	44.25	44.73
大正10年～14年	42.06	43.20
大正15年～昭和5年	44.82	46.54
昭和10年度	46.92	49.63
昭和22年	50.06	53.96
昭和25年～27年	59.57	62.97
昭和30年	63.60	67.75
昭和35年	65.32	70.19
昭和40年	67.74	72.92
昭和45年	69.31	74.66
昭和50年	71.73	76.89
昭和55年	73.35	78.76
昭和60年	74.78	80.48
平成2年	75.92	81.90
平成7年	76.38	82.85
平成12年	77.72	84.60
平成17年	78.56	85.52
平成22年	79.55	86.30
平成27年	80.75	86.99
平成28年	80.98	87.14
平成29年	81.09	87.26
平成30年	81.25	87.32
令和元年	81.41	87.45

※平成27年以前は完全生命表による。
※昭和45年以前は、沖縄県を除く値である。（厚生労働省のデータより抜粋して作成）

さて、話を戻しましょう。

なぜ、世の中では「早起きは三文の得」という諺に代表されるように、「早起きのメリット」ばかりが強調されるのでしょうか？

その理由は、この諺ができた当時、**今のような高齢者がいなかった**からです。

今のような高齢者がいなかったということは、**睡眠力が衰える前に、ほとんどの方が亡くなってしまっていた**と考えるのが自然でしょう。

ですから、中高年の方々に対する睡眠習慣を、わざわざ諺にする必要がなかったのです。

ちなみに、世の中ではよく「**早寝早起き**」というフレーズが使われますが、私は「**順序が逆ではないか**」と感じています。

睡眠医療の現場で日々、患者様と向き合っている私の感覚では、「早寝早起き」ではなく、「**早起き早寝**」**の方がしっくり来る**のです。

どういうことかと言うと、のちほど第2章でもお話ししますが、睡眠というのは、あくまでも**「結果」**にすぎません。

睡眠が結果にすぎないとすれば、その原因を作っているのは何でしょうか？

それは**「日中の活動」**です。

睡眠の質は、日中の活動によって決まります。

つまり、**「原因」＝「日中の活動」**であり、**「結果」＝「睡眠」**なのです。

そうした因果関係から考えると、「早く寝るから、早く起きられる」のではありません。

早起きをして、早い時間から活動し、疲れているからこそ、早い時間に眠れるのであって、先に来るのは「早寝」ではなく、「早起き」の方です。

言い換えれば、**「就寝の時間」は「起床の時間」が決めている**のです。

では、起床の時間は、いったい何によって決まるのでしょうか？

それは、**その人が置かれた環境**です。

例えば、「**学校に行かなければならない**」「**会社に行かなければならない**」と決まっていれば、人はその時間に合わせて起床します。

ここで問題になるのが、**テレワーク**や**定年以降**です。

テレワークや定年で会社に行かなくてもよくなると、決まった時間に起床をする必要がなくなります。

言い換えれば、**いつでも眠れる環境**が整います。

ヒトは基本的に怠け者ですから、いつでも眠れる環境に置かれれば、昼夜関係なく寝てしまいます。

そして、知らず知らずのうちに、**睡眠の質が悪化**していってしまうのです。

では、**中高年の方々は、日中の活動も含めて、どのような習慣を作っていけばいいのでしょうか？**

次章では、中高年の方々に知っておいていただきたい「**睡眠の基礎知識**」の解説を交えながら、「**日々の習慣**」について、掘り下げていきたいと思います。

中高年は
早起きをしてはいけない。
「遅起き」を心がけよう！

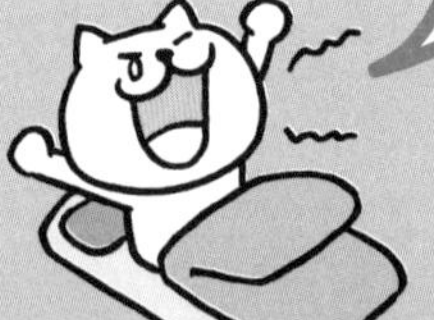

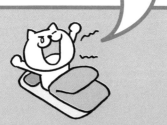

第2章

75歳までに身につけたい 7つの睡眠習慣

1 睡眠を改善するためにできる「たった1つの努力」

第2章では「**75歳までに身につけたい7つの睡眠習慣**」について、お話ししますが、「習慣作り」の手始めとして、拙著『**朝5時起きの習慣で、人生はうまくいく！**』について、簡単に触れておきたいと思います。

この本のテーマは「**早起きの習慣をいかに作っていくか**」でした。

この本で、私は「**体に負担をかけない早起きの習慣は、朝5時半起きが限界である**」と結論づけました。

なぜ、私は「朝5時半起きが限界である」と主張したのでしょうか？

その理由について、論点をコンパクトにまとめてみたいと思います。

のちほど解説しますが、ヒトの体内時計の周期は25時間で、朝の太陽の光で24時間に修正されています。

朝の太陽の光には**「体内時計を1時間早める機能」**、つまり**「体内時計の調節機能」**があるのですが、実はもう1つ大事な役割があります。

それは**「メラトニンの分泌を抑える働き」**です。

メラトニンについても、のちほど詳しく説明しますが、例えば、朝の太陽の光を浴びると、何となく**「スッキリ感」**を得られますよね？

その理由は、朝の太陽の光を浴びることによって、メラトニンの濃度が**「眠気が消失するレベル」**にまで一気に下がるからです。

眠気を吹き飛ばし、目覚めのスッキリ感を出すためには、**朝の太陽の光が欠かせない**のです。

ちなみに、バリバリ仕事をしているビジネスパーソンの中には「朝2時起き」「朝4時起き」といった**「極端な早起き」**を実践する方がいらっしゃいます。

なぜ、こうした極端な早起きが可能なのでしょうか？

それは、体内時計に**「履歴効果」**と呼ばれる機能が備わっているからです。

「履歴効果」とは、何でしょうか？

簡単に説明すると、**過去に同じリズムを続けていると、そのリズムを続けやすくなる性質**を持っているということです。

ですから、朝2時起きや朝4時起きといった極端な早起きであっても、それを強制的に続けていると、そのリズムを維持しやすくなります。

結論から言えば、朝2時起きや朝4時起きといった極端な早起きは、やってできないことはありません。しかし、可能だからと言って、**「実践していいですか？」**と問われれば、私の答えは**「NO」**です。

なぜなら、**太陽が上がらないうちに起床をすると、メラトニンの分泌を抑えることができない状態で無理矢理、体を起こすことになってしまう**からです。

少なくとも東京で、朝の4時に太陽が上がってくることはありません。

ホルモンバランス的にはまだ寝ているのに、体だけ無理矢理起こしてしまうと、**肉体的にも精神的にも負担**がかかってしまいます。

図17

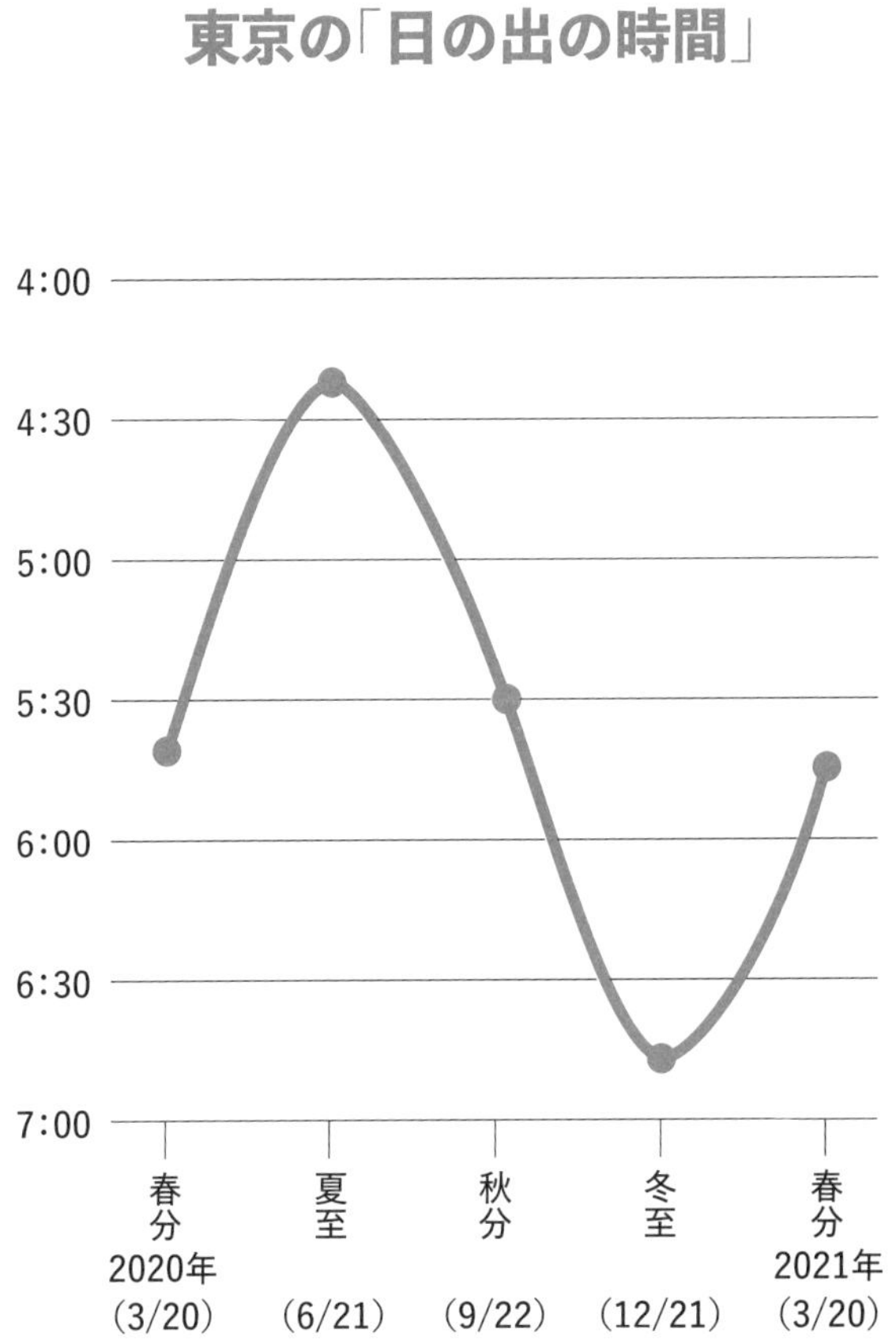

(国立天文台のデータより作成)

そのように考えると、理想的なのは、朝起きてから、**比較的すぐに太陽の光を浴びることができる時間に起きる**ことです。

そこで、実際に**「東京の1年間の日の出の時間」**を調べてまとめたのが、図17のグラフになります。

「1年の間で、平均的な日の出の時間が何時なのか」を調べてみると、東京の場合、春分や秋分の時期の**「朝5時半くらい」**が1つの目安になります。

先ほど説明をしたとおり、体内時計には履歴効果があるため、いったん習慣を身につけてしまえば、同じ習慣を続けやすくなります。

履歴効果を活かして、太陽が早い時間に上がってくる**「春分から秋分の半年間」で朝5時半起きの習慣を身につけましょう**というのが、私の主張でした。日の出の時間が遅い冬の季節は、起きるのが少しつらく感じられるかもしれません。

しかし、春分から秋分の半年間で身につけた生活習慣の履歴効果によって、残りの半年間を乗り切ることが可能になります。

このように、様々な点を考慮すると、**朝5時半起きが「体に負担がかかりにくいギリギリのライン」**なのです。

さて、ここまでをご理解いただいたうえで、本題に入りましょう。

中高年の方の中には、朝5時半、もしくはその前の時間帯に起きて、早朝から散歩をしている方が数多くいらっしゃいます。

しかし、こうした早起きは、中高年の方々にはオススメできません。

なぜなら、朝5時半起きは、あくまでも若いビジネスパーソン向けの習慣であって、**中高年の方々の睡眠習慣としては、明らかに不向き**だからです。

なぜ、中高年の方々にとって、朝5時半起きは不向きなのでしょうか？

その理由は、中高年は**1日のサイクルをできる限り遅らせた方が良い**からです。

分かりやすくイメージしていただくために、**子どもと高齢者の睡眠を比較**してみましょう。

高齢者と違い、子どもは体力（起きている力）だけでなく、睡眠力（眠れる力）もあります。

ですから、例えば、起きている時間が17時間、眠っている時間が8時間だとすると、**1日が25時間**になってしまいます。

これに対し、高齢者は体力も睡眠力も落ちてしまっています。

仮に起きている時間が15時間、眠っている時間が7時間だとすると、**1日が22時間**になってしまいます。

第1章でお話ししたように、ヒトが眠れる時間はどんどん短くなっていきます。

この時間を長くすることはできません。

ですから、1日を24時間にするためには、**起きている時間を15時間でなく、がんばって17時間に延ばす必要がある**のです。

実は、睡眠における努力の方向性は1つしかありません。

例えば「**眠る努力**」と「**起きている努力**」、仮に2つの努力の方向性があるとするならば、あなたにできるのは、いったいどちらでしょうか？

例えば、眠くもないのに「眠る努力」をしても、絶対に眠ることはできません。あなたにも経験があると思いますが、「眠らなければならない」と思えば思うほど、逆に目が覚めてしまうものです。

ヒトは「眠る努力」はできません。あなたにできるのは**「起きている努力」**だけで、それこそが**「睡眠における唯一の努力の方向性」**なのです。

さて、「体内時計の履歴効果」と「睡眠力の低下」について、ご理解いただいたうえで、次項からは**「どのような習慣を作っていくべきか」**について、具体的に話を進めていくことにしましょう。

第1章でお話ししたとおり、健康寿命を延ばしたり、アンチエイジングをしたりするのに欠かせないのが**「成長ホルモン」**です。

中高年の睡眠を考えるうえでは、**「成長ホルモンの分泌量をいかに増やすか」**が大事で、ここがゴールと言っても過言ではありません。

次項では「成長ホルモン」について、詳しく解説します。

ヒトは「眠る努力」はできない。
「起きている努力」をしよう！

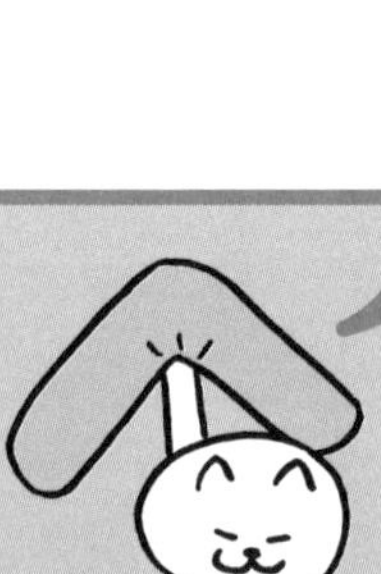

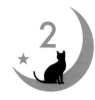

2 健康寿命とアンチエイジングのカギになる「成長ホルモン」

「成長ホルモン」と言われると、「子どもの成長のために必要なホルモン」と思われがちですが、これは**大人にとっても重要なホルモン**です。

例えば、紫外線を浴びると、皮膚の細胞が壊れますが、それでも肌がボロボロにならないのは、寝ている間に成長ホルモンが働き、壊れた肌細胞を新しく生まれ変わらせるからです。

成長ホルモンが出れば出るほど、**新しい細胞**を生み出してくれます。

例えば、**肌細胞**が生み出されれば、**肌に張り**が出ますし、**免疫細胞**が生み出されれば、**免疫力**が強くなります。

健康寿命を延ばしたり、アンチエイジングをしたりするためには、成長ホルモンの分泌が欠かせません。

では、成長ホルモンは、どのように分泌されるのでしょうか？

次のページの図18をご覧ください。

これは、**「成長ホルモンの分泌量の変化」**を示したグラフになります。

成長ホルモンの特徴は**「深く眠っている、寝付いてから3時間」の間に大量に分泌されて、浅く眠っている睡眠の後半では出なくなる**点です。

グラフをご覧いただければ分かるように、朝の5時から夜の11時（23時）までは、成長ホルモンは、ほとんど分泌されません。

ですから**「眠り始めの3時間でいかに深く眠るか」**が、成長ホルモンの分泌のカギになります。

「眠り始めの3時間」は、深い睡眠だけでなく、成長ホルモンの分泌にとっても、非常に大切な時間帯なのです。

図18

成長ホルモンの分泌量の変化

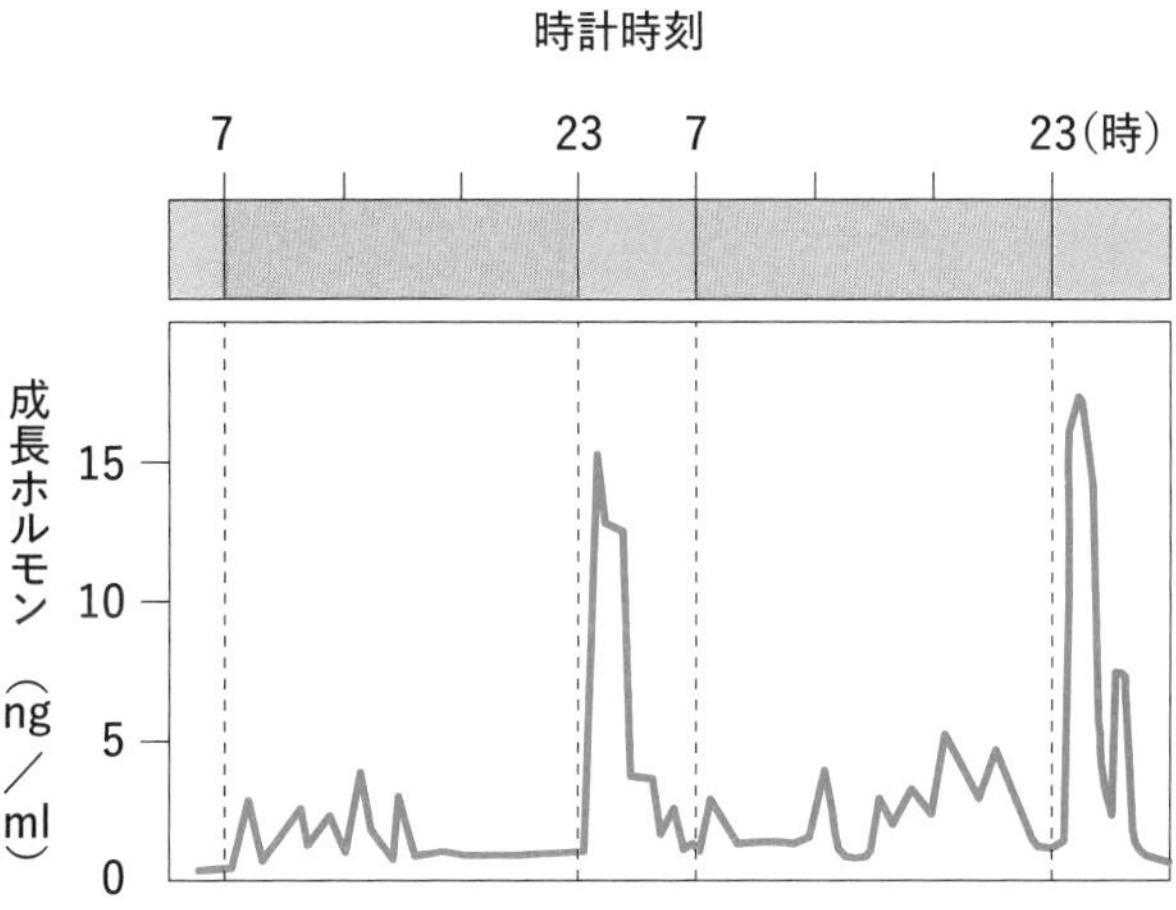

成長ホルモンは眠り始めの3時間に
大量に分泌される!

(Moore-Ede,M.C.ら〈1982年〉のデータに基づきスリープクリニック作成)

ここまでをご理解いただいたうえで、次のページの図19と20をご覧ください。
これは**若年男性と高齢男性、若年女性と高齢女性、それぞれの成長ホルモンの分泌量を示すグラフ**になります。

このグラフをご覧いただくと、**高齢になるにつれて、成長ホルモンの分泌量が減っていく**ことがお分かりいただけるのではないでしょうか？

また男性と女性を比較すると、**男性よりも女性の方が、成長ホルモンの分泌量が多い**こともご確認いただけるはずです。


さて、ここまでをご理解いただいたうえで、論点を整理してみましょう。

成長ホルモンの分泌は「眠り始めの3時間」、つまり「深い睡眠」の時に多く分泌されます。

ということは、男女で比較して、**「女性の方が成長ホルモンの分泌量が多い」**のだとしたら、**「深い睡眠の量も女性の方が多い」**ということになりますよね？

図19

年齢別の成長ホルモンの分泌量（男性）

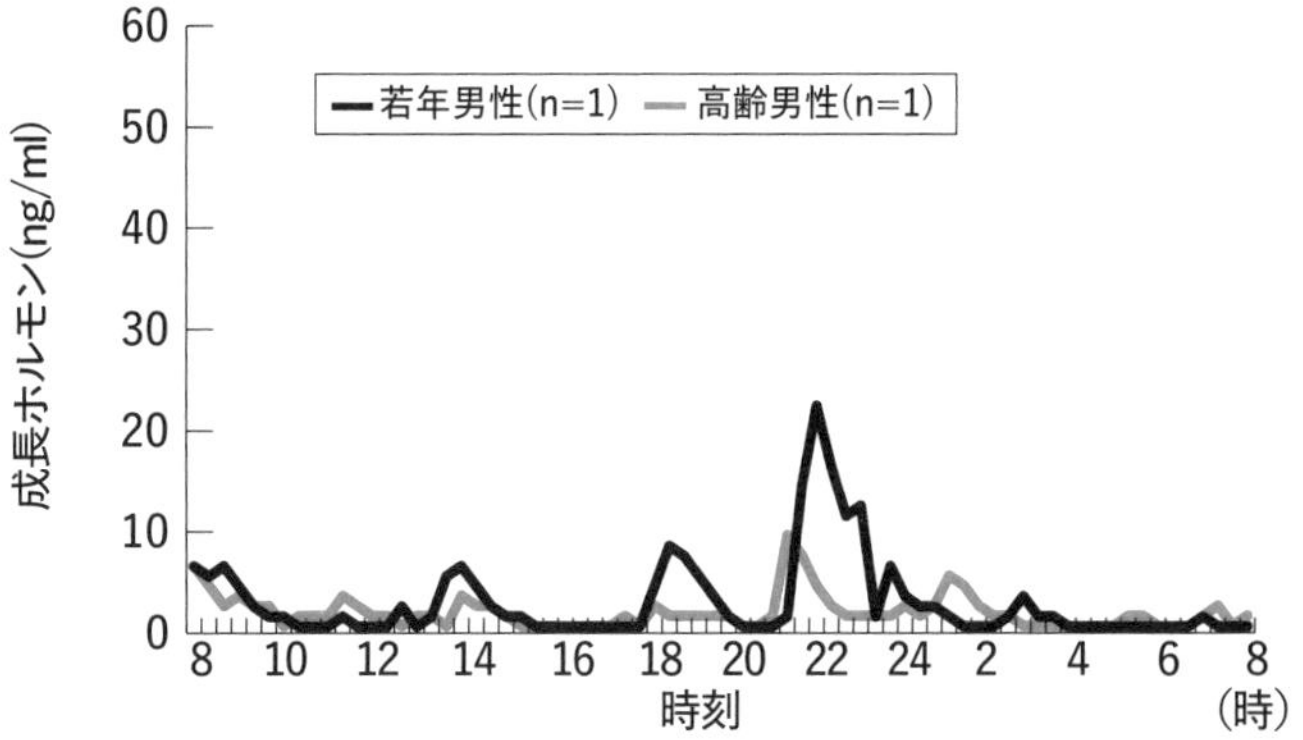

（HoKYら〈1986年〉のデータに基づきスリープクリニック作成）

図20

年齢別の成長ホルモンの分泌量（女性）

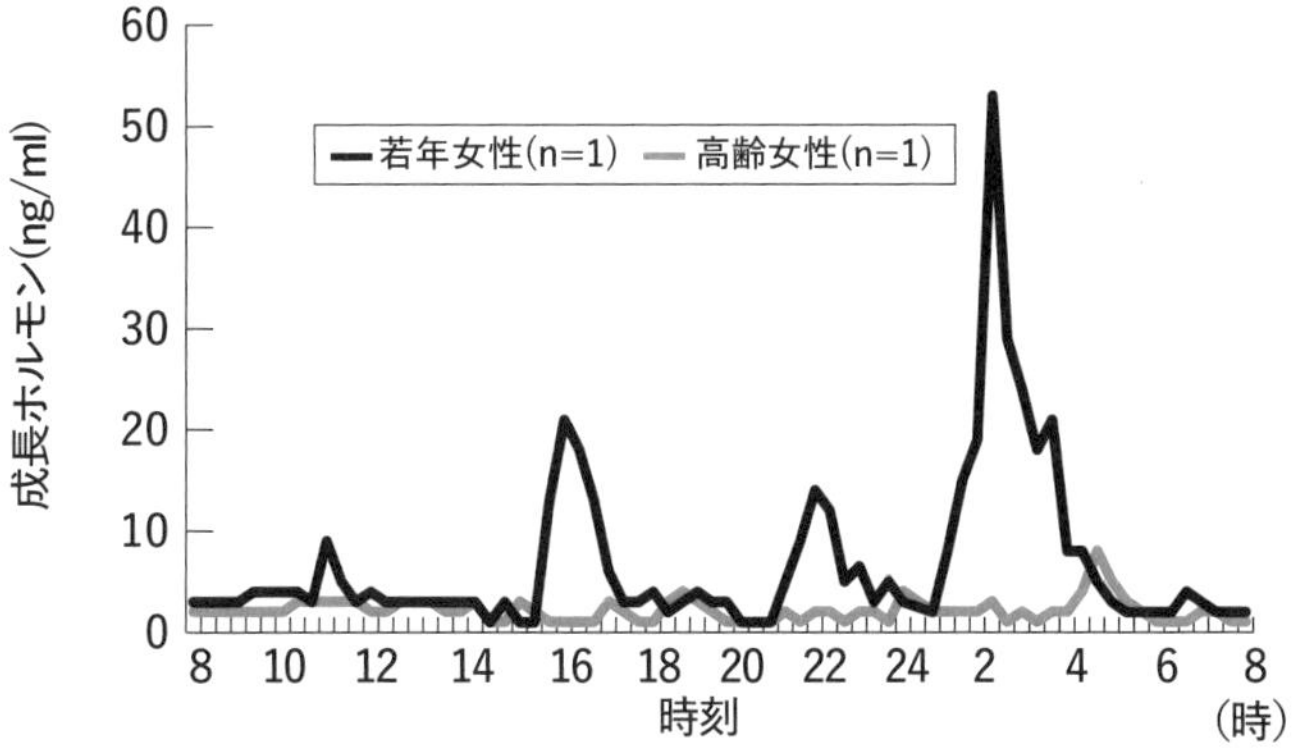

（HoKYら〈1986年〉のデータに基づきスリープクリニック作成）

そこで、**「深い睡眠の量」を男女別、年代別に調べたグラフ**が、次のページの図21になります。

ご覧いただくと、**男性と比べて、女性の方が深い睡眠の量が多い**ことが分かります。

また男女ともに、年齢を追っていくごとに、深い睡眠の量が減っていくことがお分かりいただけるのではないでしょうか？

男女別、年代別でそれぞれのデータを比較してみると、**「成長ホルモンの分泌量」と「深い睡眠の量」の関係は、見事に一致している**のです。

大事なので繰り返しますが、健康に長生きするためには**「成長ホルモンの分泌量をいかに増やすか」が大事**で、これが最終目標と言っても過言ではありません。

では、**「深い睡眠」と「成長ホルモンの分泌量」を増やす睡眠習慣とは、いったいどのようなものなのでしょうか？**

次項で解説します。

図21

年齢・性別による深い睡眠の量

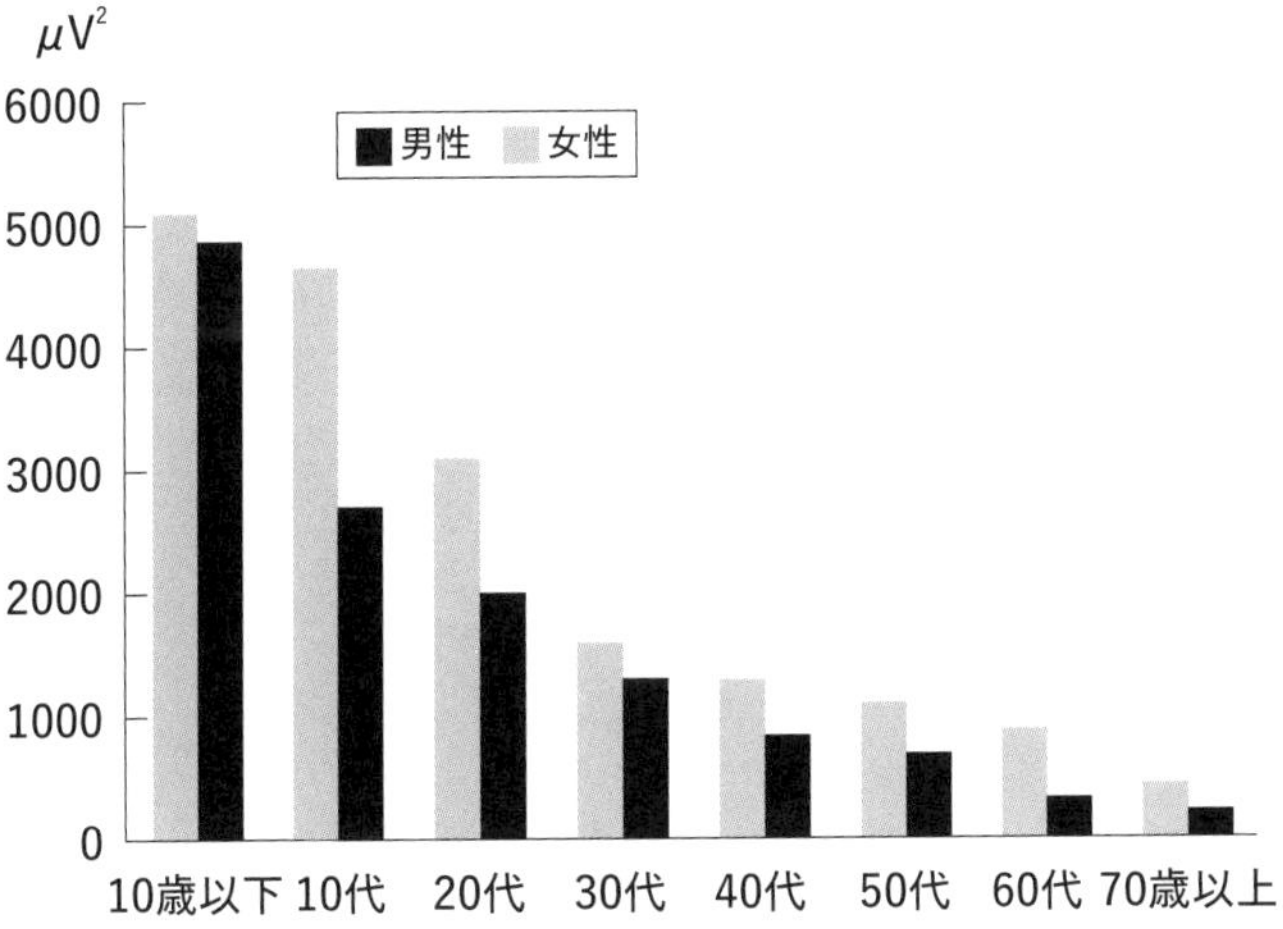

（スリープクリニックのデータベースに基づき作成）

深い睡眠を増やせば、
成長ホルモンの分泌量も増える！

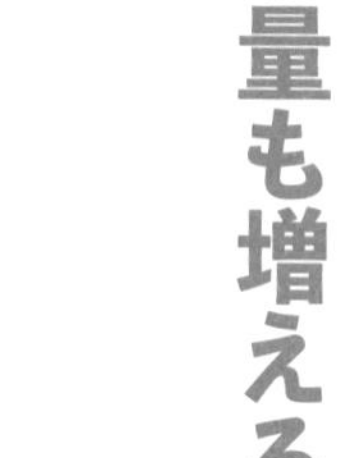

3

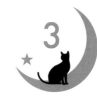

75歳までに身につけたい睡眠習慣①

7時間以上床にいない

成長ホルモンの分泌には、深い睡眠が欠かせません。

つまり、成長ホルモンの分泌を増やすためには、**質の良い睡眠**が欠かせないということになります。

では、睡眠の質を高めるためには、いったいどうすればいいのでしょうか？

そのためには、「**メラトニン**」や「**コルチゾール**」といったホルモンをうまく活用する必要があります。

のちほど詳しく説明しますが、「**いかにうまく眠れるか**」を司るのが「**メラトニン**」というホルモンです。

これに対し、「**いかにうまく起きられるか**」を司るのが「**コルチゾール**」というホルモンです。

これらのホルモンは毎日決まった時間に分泌されますが、これは「**体内時計**」によって、その分泌がコントロールされているからです。

例えば「**これから夜ですよ**」という信号を体内時計が出すと、メラトニンが分泌され、眠りの準備を始めます。

同様に「**もうそろそろ朝が近いですよ**」という信号を出すと、コルチゾールの分泌が高まり、グリコーゲンという糖の塊をエネルギーに変えていきます。

体内時計がホルモンの分泌をコントロールしてくれるからこそ、ヒトは時計がなくても、毎日同じような生活を送ることができるのです。

先ほどもお話ししましたが、体内時計について知っておかなければならないのは、**体内時計は1日が25時間**であるということです。

ヒトは25時間の時計を持って、24時間の生活に対応しています。

では、体内時計は、この1時間の差をどうやって縮めているのでしょうか？

その調節をしているのが「**朝の太陽の光**」です。

朝日を浴びた瞬間に、ヒトの体内時計は25時間から24時間に短縮されるようになっているのです。

例えば、**週末に寝だめ**をして、スッキリ月曜日をむかえられると思ったら、逆に体がだるかったという経験はありませんか？

これは寝だめをするのが悪いのではなく、週末に寝過ごすことによって、朝の太陽の光を浴びることができなかった結果、**体内時計が遅れたまま**になってしまったからなのです。

仮に、土曜と日曜の2日間、朝の太陽の光を浴びなかったとすると、体内時計は2時間遅れてしまいます。普段、朝6時に起きている人は、**朝4時に起きるような感覚**になってしまうのです。

さて、ここまでをご理解いただいたうえで、「**成長ホルモンをいかに増やすか**」

について考えてみましょう。

睡眠の質を決めるメラトニンとコルチゾールの分泌は、体内時計によってコントロールされています。

ということは、**これらが分泌される時間に合わせて眠れば、深い睡眠が増えて、質の良い睡眠を得られる**ということです。

では、メラトニンやコルチゾールが分泌されるのは、いったい何時くらいなのでしょうか？


まずメラトニンですが、次のページの図22のとおり、夜の9時（21時）頃から分泌されて、朝の9時頃には分泌されなくなります。

メラトニンが多く分泌されるのは、その中間である**0〜6時**ですから、この時間帯が「**最も眠りやすい時間帯**」になります。

一方、コルチゾールは、図23のとおり、夜中の3時頃から出始めて、**朝5時半から朝8時半の3時間の間にピーク**になります。

図22

メラトニンの分泌の変化

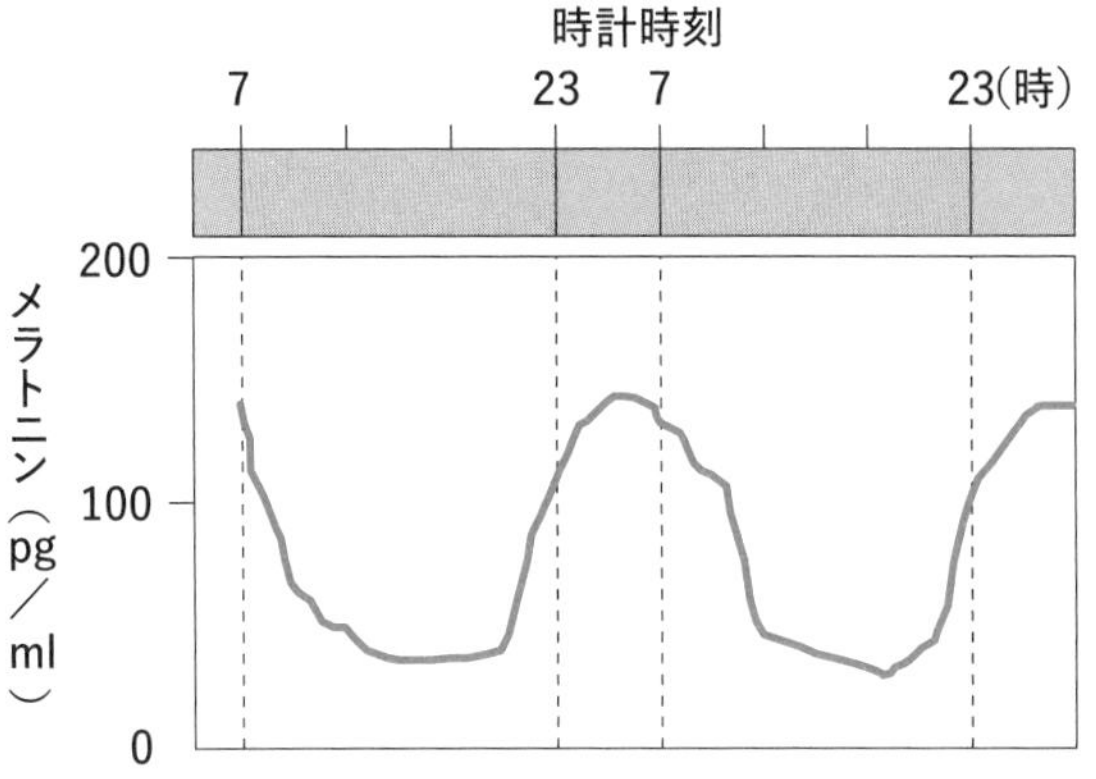

(スリープクリニックのデータベースに基づき作成)

図23

コルチゾールの分泌の変化

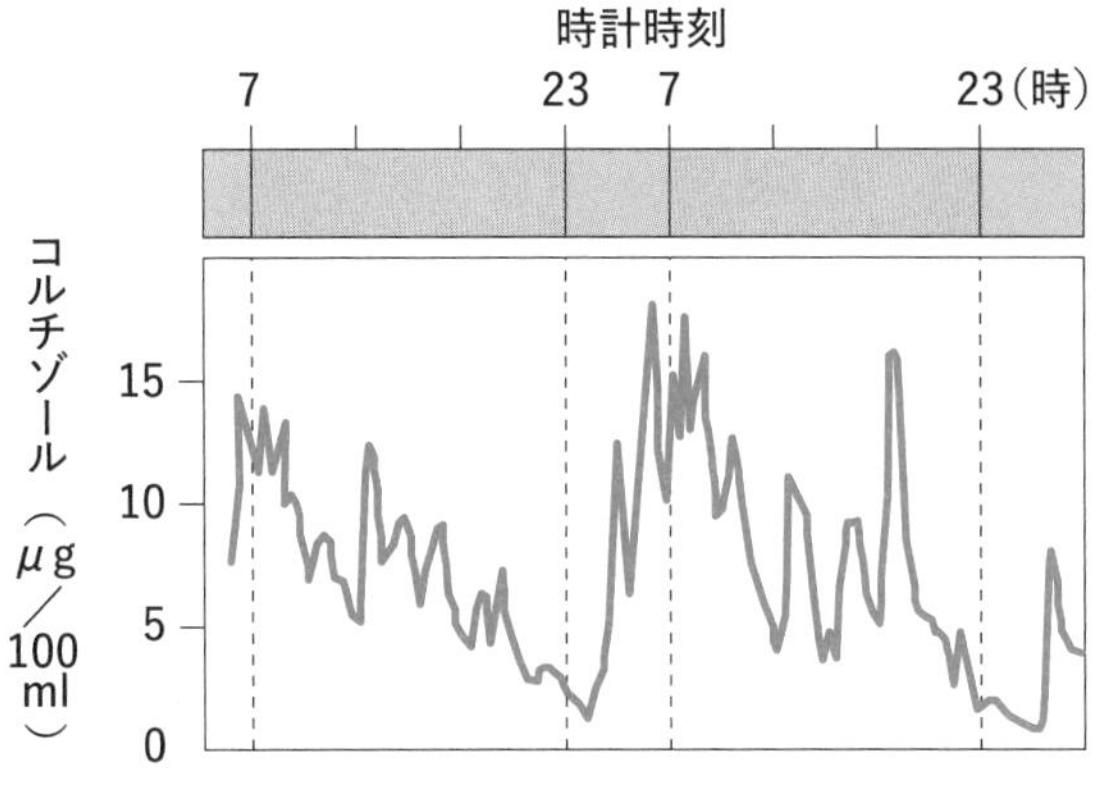

(Moore-Ede,M.C.ら〈1982年〉のデータに基づきスリープクリニック作成)

コルチゾールは体の栄養素からブドウ糖を作り出して、それを燃やすことによって体温を上げます。

そのため、コルチゾールが分泌されると、体温が上がってきます。

体温が上がってくると、ヒトは目が覚めやすくなりますが、コルチゾールの分泌が一番多くなるのは、**朝5時半から8時半の3時間**です。

ですから、この3時間が「**最も起きやすい時間帯**」になるのです。

このように、メラトニンとコルチゾールの分泌を考えると、**0時から朝6時が「最も質の良い睡眠を得られる時間帯」**となります。

言い換えれば、この時間帯こそが「**睡眠のゴールデンタイム**」なのです。

ちなみに、睡眠のゴールデンタイムは**老若男女、万人に共通**です。

子どもであろうが、中高年であろうが変わりません。

なぜなら、ホルモンを出すタイミングを決めているのは体内時計ですが、体内時計が何によって決まっているのかと言えば、それは**太陽**だからです。

日の出、日の入りは万人に共通ですから、それによって決められている体内時計やホルモンの分泌のタイミングも、万人に共通です。

ですから、睡眠のゴールデンタイムが0時から朝6時であることは、万人にとって共通なのです。

さて、ここまでをご理解いただいたうえで「**理想の睡眠時間**」について、考えてみましょう。

第1章で玉腰教授の研究データをご紹介しましたが、**死亡率が最も低く、体に最も負担がかかりにくい睡眠時間は7時間**です。

ですから、中高年の方々にとっては、1日7時間の睡眠が理想的と言えるでしょう。

これを先ほどのゴールデンタイムに当てはめてみると、中高年の方々にとって、理想の睡眠時間は、**夜11時半（23時半）から朝6時半の7時間**です。

言い換えれば、「**眠れようが眠れまいが、この時間帯以外は床に入らずに、起きていてほしい**」ということです。

7時間以上は床にいない。これが**「第1の習慣」**になります。

中には「何だ、そんな簡単なことかよ」と思う方もいらっしゃるかもしれませんね。

しかし、夜11時半（23時半）から朝6時半の7時間以外、床にいないということは、言い換えれば、**1日24時間のうち、残りの17時間は起きていなければならない**ということです。

これは中高年の方々にとって、口で言うほど簡単なことではありません。やることがなく、ただテレビを観ながらボーッと過ごしているだけでは、1日17時間も起きていることは難しいでしょう。

そこで**「第2の習慣」**が必要になります。

1日17時間起きているために、日中をどのように過ごすべきなのでしょうか？

次項で解説します。

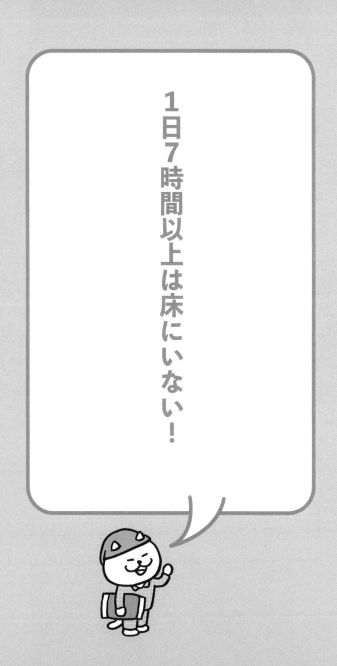

1日7時間以上は床にいない！

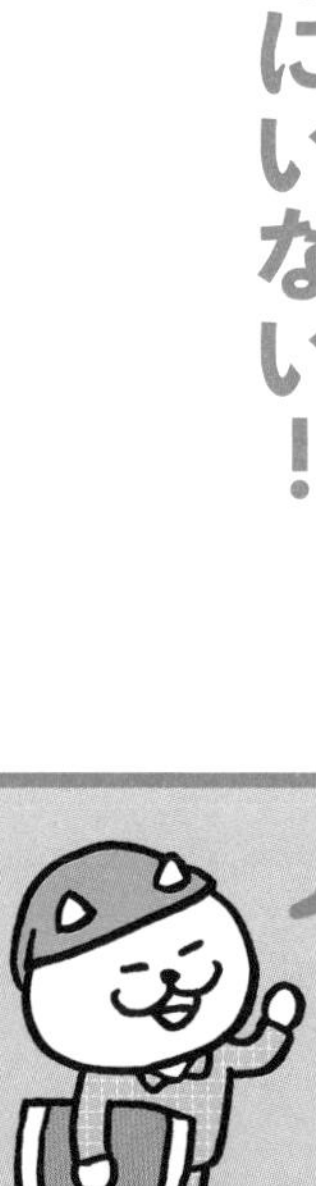

75歳までに身につけたい睡眠習慣②

4

1日7000歩程度の活動をする

先ほどお話ししたとおり、中高年の睡眠は「1日7時間以上は床にいない」というのが、まずは基本になります。

そうした考え方をベースにして、私のクリニックで、実際に患者様に睡眠指導をした例をご紹介しましょう。

次のページの図24は、患者様に行動計を装着してもらい、**「1日の活動量」や「睡眠の状態」を解析したカルテ**になります。

この患者様は当時57歳の女性で、**「寝付きが悪く、なかなか眠れない……」**ということで、私のクリニックにいらっしゃいました。

図24

行動計で測定した患者様のカルテ①

〈2020年〉

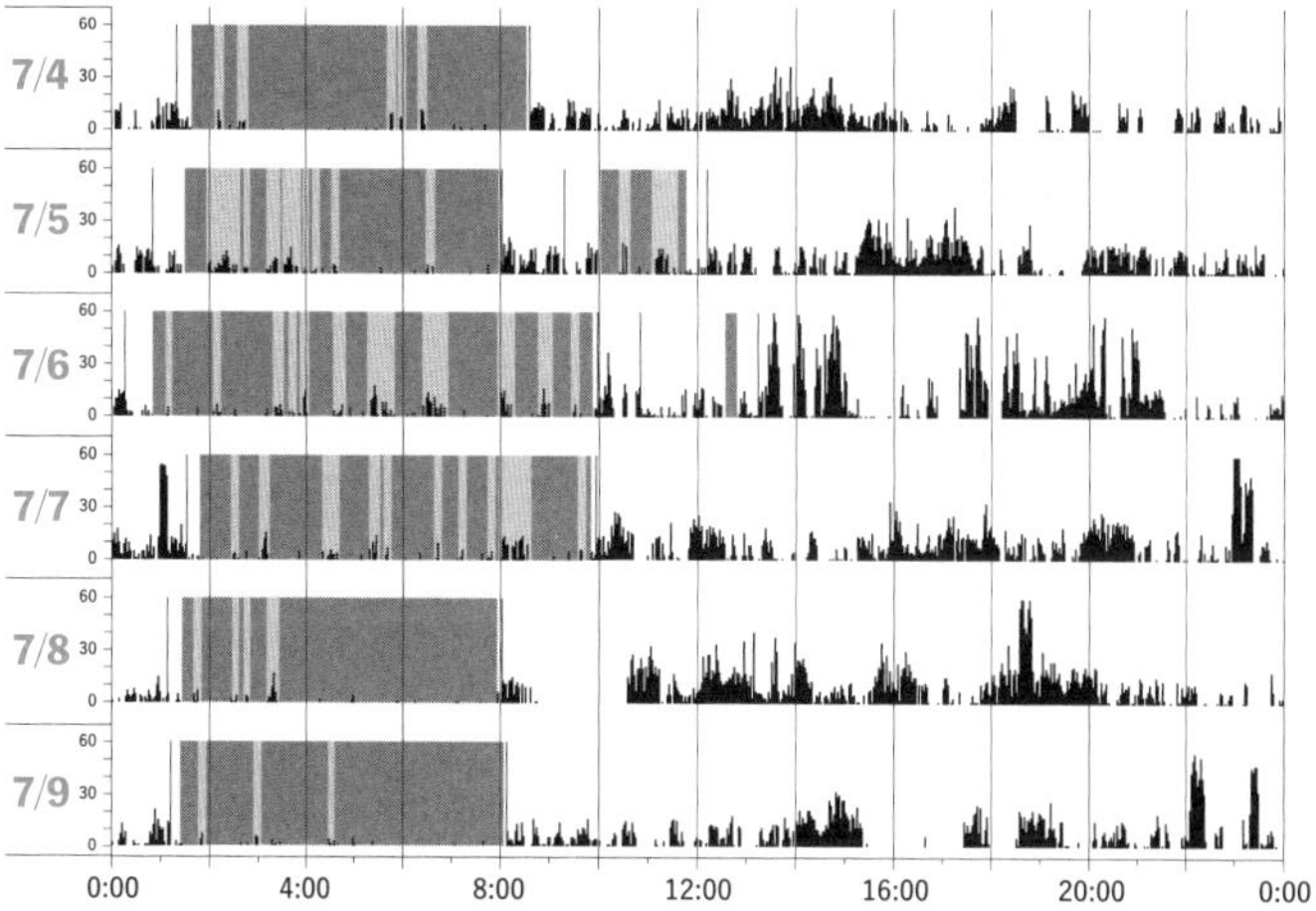

7/4 …… **1723歩**

7/5 …… **1703歩**

7/6 …… **9494歩** → クリニックにて指導

7/7 …… **2005歩**

7/8 …… **4037歩**

7/9 …… **1517歩**

2020年7月4日から9日にかけてのカルテになりますが、クリニックで睡眠指導を行ったのは7月6日になります。

カルテの内容を具体的に説明すると、**グレーの色の濃い部分**が「**よく眠れている時間帯**」です。

これに対し、**グレーの色の薄い部分**が「**途中で目が覚めている時間帯**」＝「**睡眠が悪い時間帯**」になります。

実際に指導をする前の7月4日から6日に比べ、**指導後の7月8日と9日は色の薄い部分が減り、**「**よく眠れている時間帯**」**が明らかに増えている**ことがお分かりいただけるのではないでしょうか？

私がこの患者様に指導したのは、**次の2点のみ**です。

①午前1時から午前8時までの7時間以外は床にいないこと
②日中にできる限り歩くこと

以下、順番に説明しましょう。

まず①ですが、この患者様の場合、7月6日に指導をする前は、起きる時間がバラバラで、午前8時に起きたり、午前10時に起きたりしていました。

話を聞くと、**「居間に布団を敷いて寝ている」**とのことで、7月5日は午前8時に起きているものの、寝足りなかったのか、午前10時から12時くらいまで、再び寝てしまっています。

ですから、この患者様にまず指導をしたのは、**「午前1時から8時までの7時間以外は床にいないでほしい」**ということです。

午前8時になったら起きて、居間に敷いた布団を片づけてもらい、それ以外の時間は床にいないように指導しました。

先ほど、「睡眠のゴールデンタイムに合わせて、夜11時半（23時半）から朝6時半の間に寝ましょう」という話をしましたが、この時間帯を厳密に守る必要はありません。**多少、時間が前後しても大丈夫**です。

繰り返しになりますが、中高年の睡眠の基本は「**遅寝、遅起き、だらしなく**」です。

ここに「だらしなく」を加えているのは、中高年の場合、「この時間帯に、絶対に寝なければならない」と考えると、**余計なストレス**がかかってしまうからです。のちほど解説しますが、余計なストレスは睡眠の質を下げます。

ですから、多少時間がズレてしまうのは、全くかまいません。歳を取ったら、**少しズボラな程度でちょうどいい**のです。

次に②ですが、この患者様には、日中にできる限り歩くよう指導しました。指導前の7月4日と5日は1700歩程度でしたが、**指導後の7月7日は2000歩、7月8日は4000歩と徐々に歩数が増えています。**

その結果、7月8日と9日は、ともに「途中で目が覚めている時間」が減り、「よく眠れている時間」が増えて、**睡眠の質が向上**しました。

1日7000歩程度の活動をする。これが**第2の習慣**です。

ちなみに、私が言う「1日7000歩程度の活動」は、**1日7000歩程度のウォーキング**と考えていただいてかまいません。

もちろん、**ゴルフやスキーなどのスポーツ**で体を動かすことも、この活動の中に入ります。

もしくは、**肉体労働**や**ボランティア**などで体を動かすのもしかりです。

7000歩は、平均的な速度で歩けば、**1時間程度のウォーキング**になります。

1日7000歩のウォーキングは、のちほど解説しますが、**「体温を上げる」という観点からも、非常に有効**です。

さて、以上が日中の活動性を上げて、睡眠の質を上げる方法になります。

次項では、**ウォーキング以外で「日中の活動性を上げる方法」**について、説明します。

1日7000歩程度の
ウォーキングを習慣にしよう！

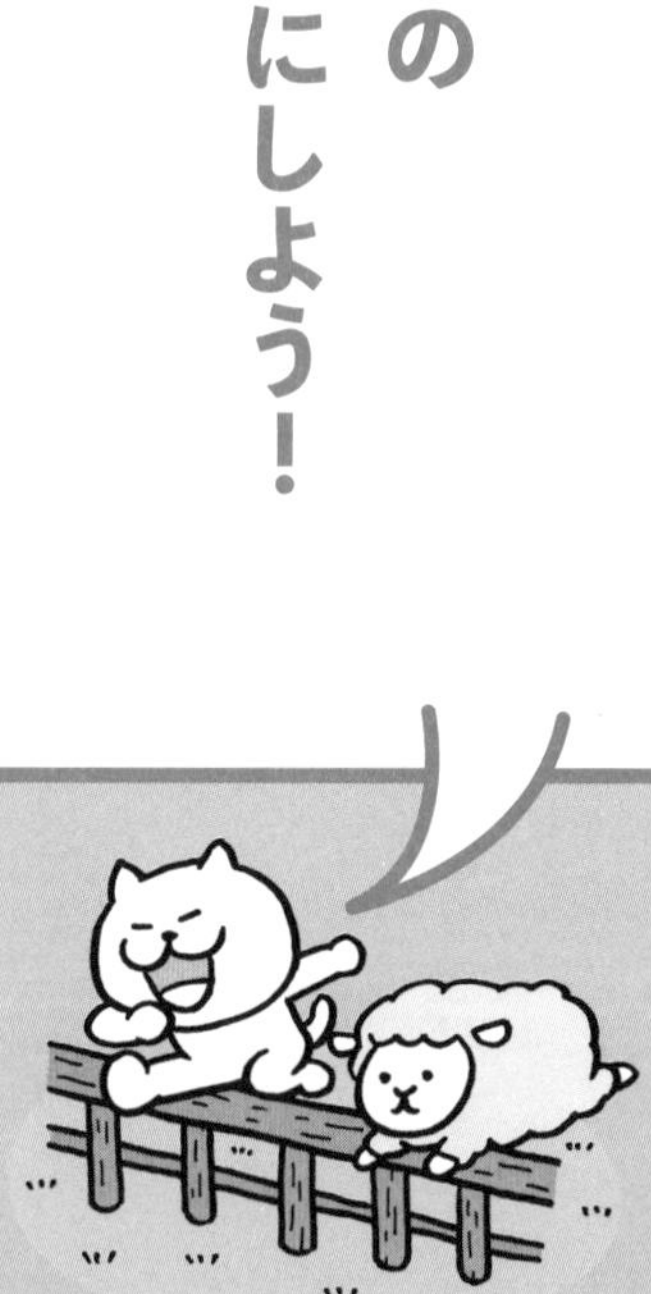

5

75歳までに身につけたい睡眠習慣③

1日7時間程度のデスクワークを行う

睡眠時間を別の言い方で表現すると、**「活動をしていない時間」**になります。

つまり、**「活動をしていない時間」＝「睡眠時間」**ということです。


活動には、**身体的な活動**と**精神的な活動**があります。

例えば、1日7000歩程度のウォーキングは、身体的な活動になります。

睡眠時間を短くするという目的においては、**身体的な活動も、精神的な活動も、変わりはありません。**


第1章でお話ししたとおり、睡眠は日中の活動の結果にすぎません。

分かりやすい例を出しましょう。あなたが今日1日休みだったとします。
家で1日中、ゴロゴロしているのと、外で遊んだり、一生懸命に旅行の計画を立てたりしているのと、どちらの方がより質の良い睡眠を取ることができるでしょうか？

そのように考えると、**「質の良い睡眠にとって、日中の活動がいかに大事か」**がお分かりいただけるのではないでしょうか？

睡眠と言うと、「いかに眠るか」ばかりが注目されがちですが、良い睡眠を取るためには、**「日中にいかに活動するか」が重要**なのです。

そこで、**第3の習慣**です。

肉体的な活動以外で「日中の活動性を上げる」という観点から、私が提案したいのは**「1日7時間程度のデスクワークを行う」**ことです。

定年後も1日7時間くらいの仕事をするのが理想的ですが、もし仕事をしない場合は、**読書やプラモデル作りといった趣味**でもかまいません。

睡眠の質を上げるため、1日7時間程度のデスクワークで、**「精神的な活動」**

を積極的に行うことが大切です。

ちなみに第2の習慣としてご紹介した「1日7000歩のウォーキング」で「身体的な活動」を行う場合は、第3の習慣である「1日7時間程度のデスクワーク」は必須ではありません。

もちろん、両方やっていただいてもかまいませんが、**どちらか片方をご自身で選択していただいてもいい**でしょう。

もしくは、「3000歩のウォーキング」と「4時間のデスクワーク」などの組み合わせでもかまいません。

いずれにしても、夜間の睡眠を良くするために、日中の過ごし方を工夫してみてください。

さて、以上は「日中にやるべきこと」になりますが、反対に**「日中にやってはいけないこと」**もあります。

そして、その「日中にやってはいけないこと」が、次の**第4の習慣**になります。

「日中にやってはいけないこと」とは何でしょうか? 次項で解説します。

1日7時間程度のデスクワークを行おう!

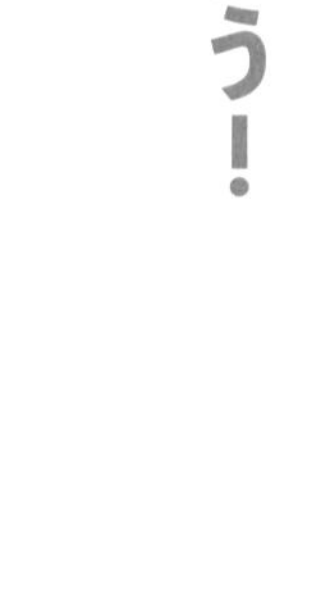

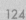

75歳までに身につけたい睡眠習慣④

うたた寝や午後の長い昼寝をしない

日中に何をやってはいけないのでしょうか？

この点は「**食欲**」を思い浮かべていただくと、簡単に分かります。

睡眠欲というのは、食欲に似ています。

例えば、食事の前に**つまみ食い**をしてしまうと、当然お腹はすきませんよね？

睡眠も同じで、つまみ食い、つまり「**うたた寝**」をしてしまうと、いざという時に眠れなくなってしまいます。

日中に「うたた寝」や「長い昼寝」をしない。

これが**第4の習慣**になります。

次のページの図25をご覧ください。

これは私のクリニックに通っている、現在85歳の男性の患者様で、**2011年と2014年のカルテ**になります。

2011年には、途中で目が覚めている時間が多かったのですが、2014年には大幅に減っています。

なぜ、この患者様は、**睡眠の質が大幅に改善**したのでしょうか?

まずは、2011年のカルテをご覧ください。

黒い縦線は「**日中の活動量**」を示しているのですが、**夜8時(20時)以降、「活動がない時間帯」が比較的長く見られます。**

何をしているのかと言うと、**テレビを観ながら、うたた寝をしている**のです。

その結果、この患者様は、睡眠の質が極端に悪くなってしまいました。

この患者様に私が指導したのは、夕食後にダラダラとテレビを観るのではなく、「**趣味に時間を割く**」ことでした。

図25

行動計で測定した患者様のカルテ②

〈2011年〉

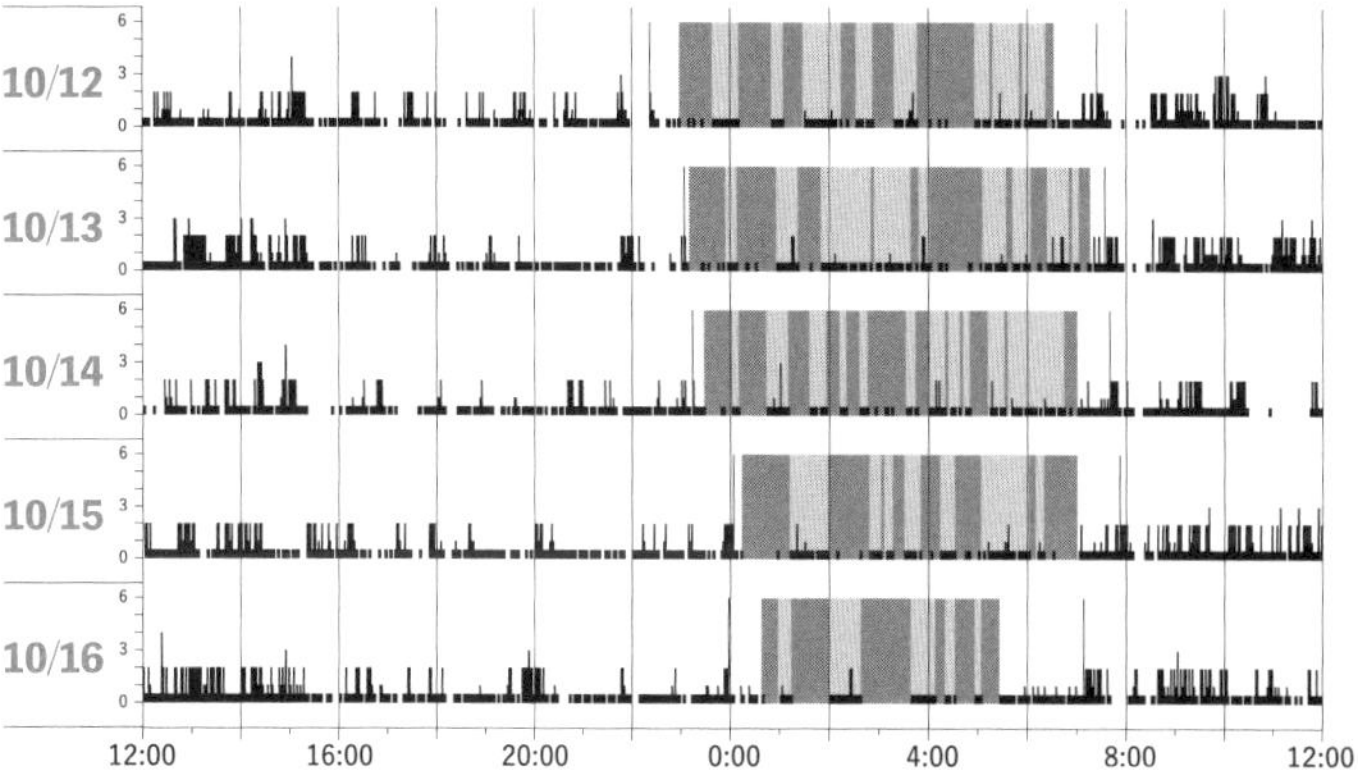

〈2014年〉

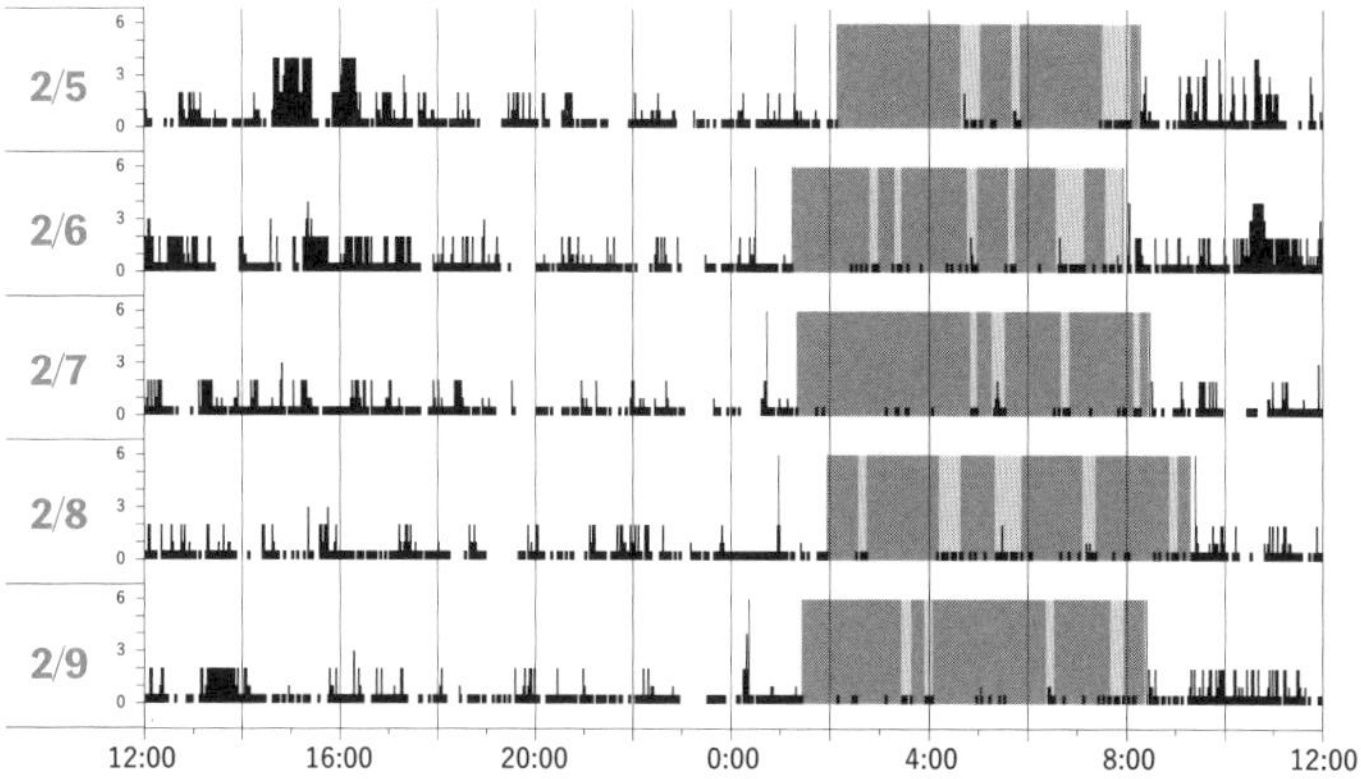

睡眠の質を向上させるために、仕事や趣味に時間を割くことが効果的であることは、先ほど説明をしたとおりです。

この患者様の場合、昔、プラモデルを作ることを趣味にしていたそうです。

そこで、夕食後は**趣味だったプラモデル作りを復活**させ、プラモデル作りに時間を割いていただくことにしました。

プラモデル作りは、激しく体を動かすものではないため、データ上の活動量はさほど変わりませんが、**2014年には睡眠の質が大幅に改善**しています。

つまり、**3年間かけて、「趣味に没頭する習慣」が定着**したのです。

その結果、テレビの前でうたた寝をすることがなくなり、**睡眠の質が大幅に改善**しました。

趣味に時間を割くというのは、のちほど説明しますが、**「ストレスを溜めない」という観点からも非常に大切**です。

ちなみに「うたた寝」と似たものとして、「**仮眠**」がありますが、**うたた寝と**

仮眠は全く別のものです。

うたた寝は、**意図せずにダラダラ眠ってしまう**こと。

これに対し、仮眠は、**意図して短い時間眠る**ことです。

うたた寝は禁止ですが、**仮眠はＯＫ**です。

今までの著書でもたびたび書いてきましたが、日中にどうしても眠い場合は、仮眠を取ってください。

仮眠のコツは、**15分以内**にしていただくことです。

15分以内に限定する理由は、ヒトは15分くらい安定して眠っていると、**深い睡眠に入ってしまう**からです。

いったん深い睡眠に入ってしまうと、なかなか起きられなくなってしまいますし、脳の機能が復活するまでに、ある程度の時間がかかります。

仮眠をするならば、**浅い睡眠のうちに起きるのがベスト**で、その目安の時間が15分なのです。

また**「午後の長い昼寝」**も、中高年の睡眠習慣には適しません。

例えば、夜勤明けの人に睡眠指導を行う場合、私は**「午前中に昼寝をしてください」**と指導をします。

また、授乳中のお母さんにも「午前中の昼寝」をオススメしています。

なぜ午前中なのかと言うと、午前中の昼寝は、基本的に**「前日の睡眠不足を補う睡眠」**になるからです。

逆に、午後の昼寝は、**「次の睡眠の前借り」**になります。

ですから、**「寝付きが悪い」「途中で目が覚めてしまう」中高年**の方々が長い昼寝をしてしまうと、その夜の睡眠が悪くなり、**「より寝付きが悪い」「より途中で起きる」状態**になってしまうのです。


さて、以上が「日中にやるべきこと」と「やってはいけないこと」になりますが、次項では、重要なホルモンである**「コルチゾール」**の解説とともに、**「ストレスが睡眠の質を下げる理由」**について、お話しします。

睡眠のつまみ食いはダメ。
うたた寝や
午後の長い昼寝はやめよう！

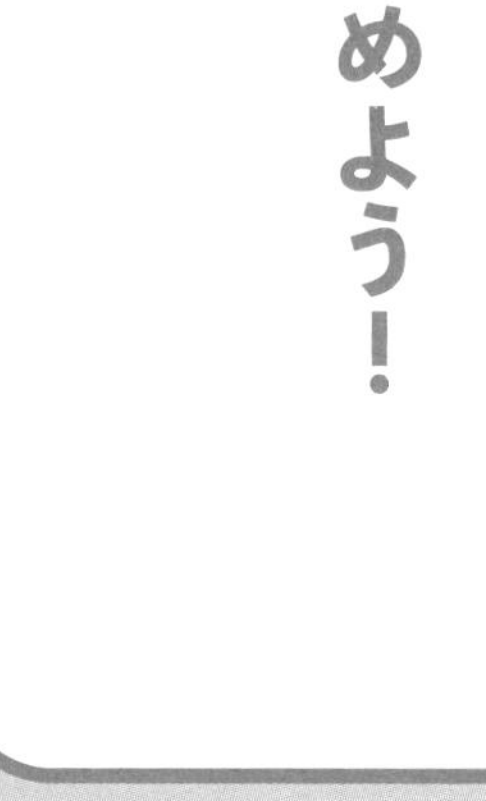

7

75歳までに身につけたい睡眠習慣⑤

ストレスを溜めない

「成長ホルモン」や「メラトニン」とは別に、大事なホルモンとして「**コルチゾール**」があります。

コルチゾールの役割は体に蓄えられているブドウ糖の塊である「**グリコーゲン**」**を代謝して、エネルギーに変える**ことです。

コルチゾールの役割を理解するために、**ヒトの1日のサイクル**を簡単に説明しましょう。

朝起きて、まず食べるのは朝食ですが、朝食にはたくさんの**ブドウ糖**が入っています。

ヒトはそのエネルギーを使って、お昼まで生きています。同じように、昼食のエネルギーで夕方まで生き、夕食のエネルギーで夜中まで生きています。

ここで問題になるのが、**夜中から朝までのエネルギーをどうするか**です。寝ている間は食事をすることができませんが、生命を維持するためには、どこかでエネルギーを生み出さなくてはなりません。

ここで活躍するのがコルチゾールです。

次のページの図26をご覧ください。

コルチゾールが大量に分泌されるのは、**夜中の3時頃から**です。

夜中の3時頃からコルチゾールが分泌され、**蓄えられた糖の塊であるグリコーゲンをエネルギーに変えることによって、脳や心臓を動かし、生命を維持**することができます。

つまり、ヒトは寝ながらにして「**ダイエット**」をしているのです。

図26

コルチゾールの分泌量

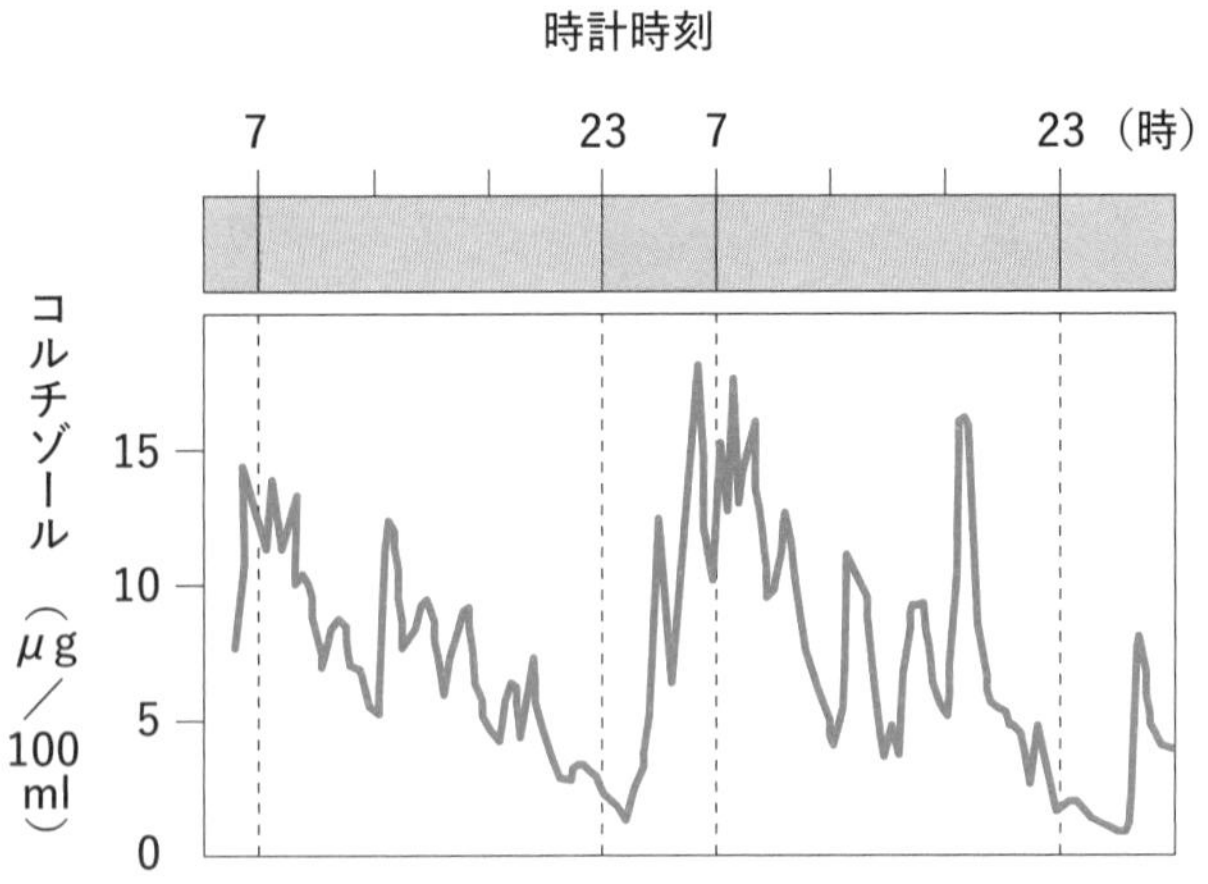

コルチゾールは夜中の3時すぎから
大量に分泌される!

(Moore-Ede,M.C.ら〈1982年〉のデータに基づきスリープクリニック作成)

「寝る直前に食事をすると太る」とよく言われます。

その理由は、寝る前に過剰に食事をすることによって、コルチゾールが栄養素を分解してエネルギーに変えるという**「本来寝ている間に行われる燃焼活動」が減ってしまう**からです。

また、朝起きずに、お昼ぐらいに起きてくると、コルチゾールが分解した血液中のブドウ糖が、再びグリコーゲンに戻って、体に溜まってしまいます。

さらに、ブドウ糖がグリコーゲンに戻り、エネルギーがない状態で起きることになるので、当然、寝起きから元気に動くことができません。

巡り巡って**体脂肪**を増やし、**肥満傾向**になるばかりか、作り出したエネルギーをうまく使うこともできなくなってしまうのです。

このように、**コルチゾールが大量に分泌される時間帯に、体は起きる準備**をしているので、**起きる時間が大切**になってきます。

コルチゾールの分泌を考えると、**朝5時半から朝8時半の間**に起床するのがベストで、この3時間が**「起床のゴールデンタイム」**であることは、すでにお話ししたとおりです。

ここまでをご理解いただいたうえで、次のページの図27をご覧ください。

このグラフは**40歳以下の若者と60歳以上の高齢者の「コルチゾールの分泌量」を比較したデータ**です。

ここで注目していただきたいのは、**高齢者の場合、夜間のコルチゾールの量が増えてしまう**点です。

のちほど説明をしますが、ヒトは体温が下がる時に眠くなります。

一方、コルチゾールの分泌量が増えると、体温が上がっていきます。

つまり、**夜間にコルチゾールの分泌量が増えると、体温が上がって、途中で目が覚めたり、朝早めに目が覚めたりしてしまう**のです。

高齢者の方々の睡眠の質が悪いのは、夜間のコルチゾールの値が高いことにも、その一因があると言えるでしょう。

図27

若者と高齢者のコルチゾールの分泌量

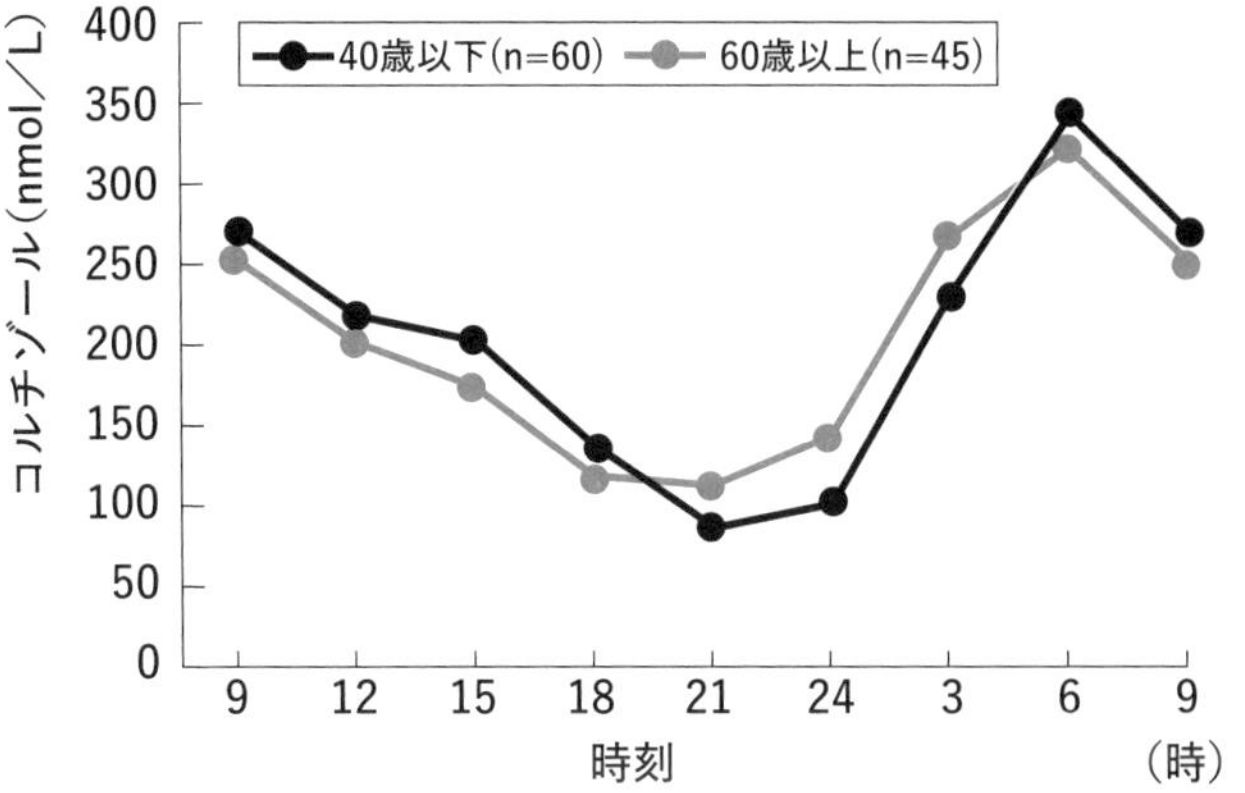

(Roelfsema Fら〈2017年〉のデータに基づきスリープクリニック作成)

図28

コルチゾールと総睡眠時間

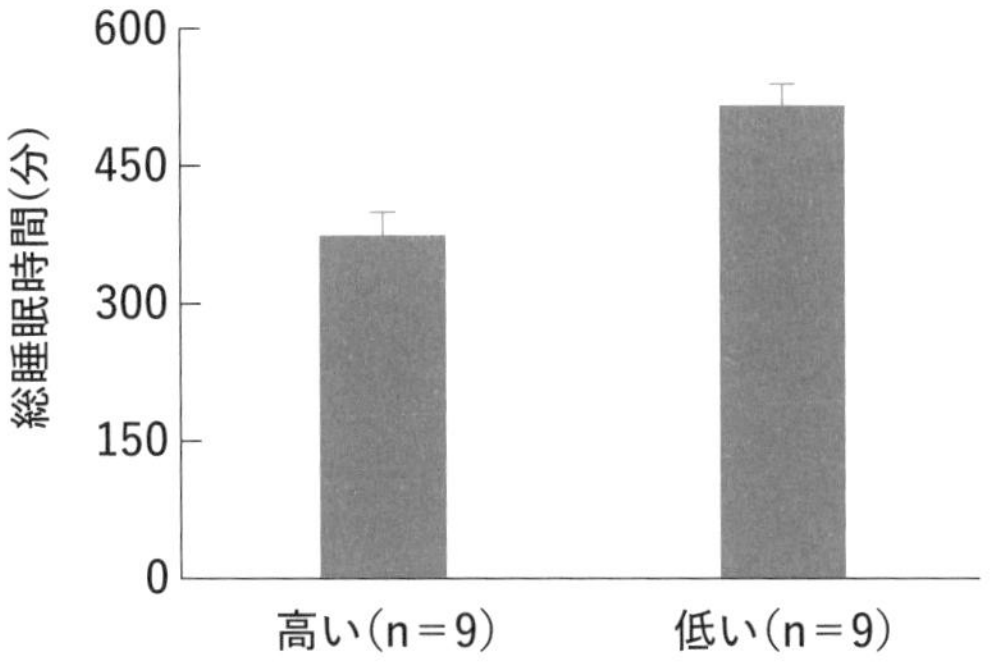

(スリープクリニックの患者様のデータより作成)

歳を取るごとに、脳や体のメインテナンスに必要な「成長ホルモン」や、眠りに必要な「夜間のメラトニン」は分泌量が減っていきます。

一方、目覚めの役割を担う「夜間のコルチゾール」は、歳を取るごとに、逆に増えていきます。

歳を取るごとに「睡眠を増やすもの」はなくなっていき、逆に「睡眠を減らすもの」が増えていくというのは、**何とも皮肉な話**ではないでしょうか？

ちなみに、**コルチゾールの値が高い人と低い人、それぞれ総睡眠時間を比較し**たのが、図28のグラフになります。

コルチゾールの値が高い人は、低い人と比べると、**100分以上も睡眠時間が短い**という結果が出ました。

つまり、**コルチゾールの値が高いと、睡眠時間が短くなってしまう**のです。

睡眠の質を良くするためには、夜間のコルチゾールを減らさなければなりません。

では、夜間のコルチゾールの分泌量を減らすためには、いったいどうしたらいいのでしょうか？

そこで**第5の習慣**となるのが、「**ストレスを溜めない**」ことです。

コルチゾールは、ネズミなども持っている原始的なホルモンです。

別名「**ストレスホルモン**」とも呼ばれ、ストレスを感じると多く分泌されます。

例えば、ネズミが外敵に襲われたとします。

ネズミは、逃げるためのエネルギーを生み出さなければなりません。

この時に分泌されるのが、コルチゾールです。

外敵に襲われそうになった時、コルチゾールが分泌されて、**逃げるためのエネルギーを生み出す**のです。

そのように考えると、コルチゾールは「**車のアクセル**」のようなものと言えるでしょう。

人は、アクセルから足を離して、減速をしている時に眠りに入ります。

ですから、**アクセルを踏みっぱなしだと、睡眠が悪くなってしまう**のです。

少し話がそれますが、**更年期の女性に多い「ホットフラッシュ」**と呼ばれる**のぼせや発汗**も、**ストレスによる自律神経の乱れ**が、その一因になります。

こうした症状を抑えるためにも、普段の生活で、**コルチゾールを上げないストレス管理が大切**です。

さて、以上の説明で、なぜ私が「趣味に時間を割く」ことを推奨したり、中高年の睡眠習慣に「だらしなく」を加えたりするのかが、ご理解いただけるのではないでしょうか？

「ストレスを溜めない」という観点からも、「趣味に時間を割く」ことや「だらしなくやる（何でも厳密にやりすぎない）」ことが重要なのです。

次項では、第6の習慣として、**「メラトニン」**と**「光のコントロール」**について、お話しします。

夜間のコルチゾールは
睡眠を悪化させる。
ストレスを溜めないことが大切！

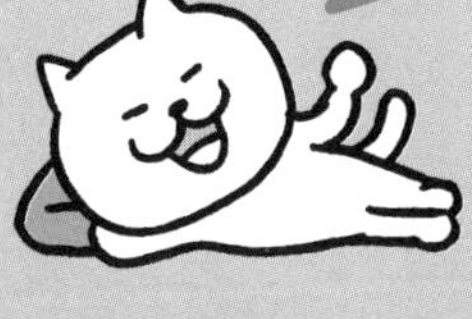

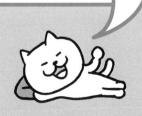

75歳までに身につけたい睡眠習慣⑥

昼と夜の光を調節する

メラトニンが脳に働くと、ヒトは眠くなります。

このメラトニンというホルモンは、自分で作り出すこともできますし、サプリメントの形で摂取することもできます。

メラトニンは**ヒトを眠らせたり、起こしたりするのに大事なホルモン**です。

次のページの図29をご覧ください。

メラトニンは一般的に夜9時（21時）頃から出始めて、夜11時（23時）頃までに、ある程度の濃度まで上がります。

メラトニン分泌は**夜間に高く、朝方に低く**なります。

図29

体温とメラトニンの分泌量の変化

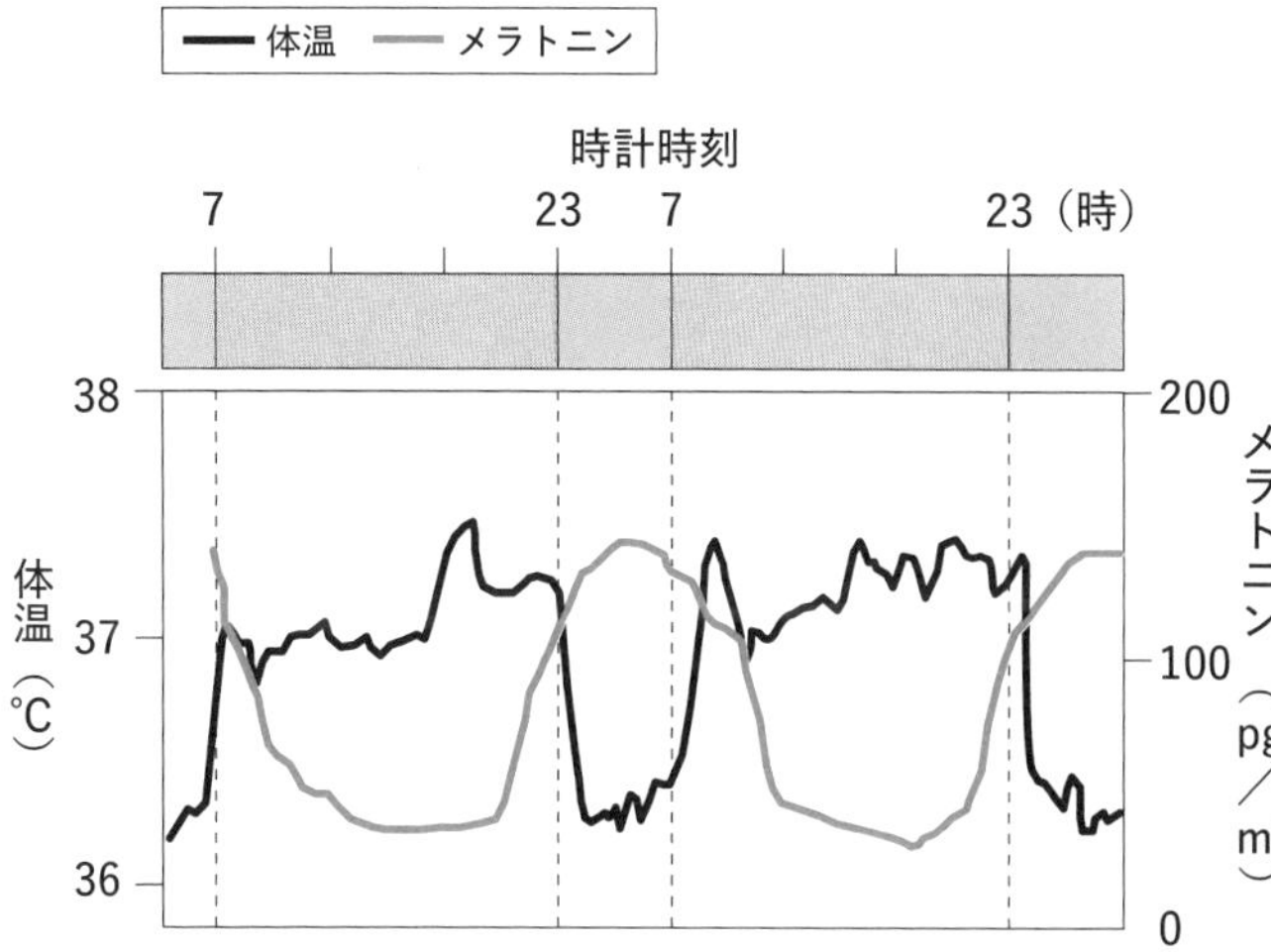

メラトニンのレベルは
昼に低く、夜になると高くなる！

（Moore-Ede,M.C.ら〈1982年〉のデータとスリープクリニックのデータベースに基づき作成）

つまり、メラトニンは、**昼間はほとんど出ることはなく、夜になると濃度が上がってくる**のです。

これに対して、のちほど解説しますが、**「体温」は昼間は高く、夜に低く**なります。高い体温が下がる時に眠くなり、逆に低い体温が上がってくると、ヒトは目が覚めます。

このように、**メラトニンと体温は、逆の動き**をしています。

メラトニンと体温は相互に影響し合いながら、ヒトを眠らせたり、起こしたりしているのです。

ここまでをご理解いただいたうえで、次のページの図30をご覧ください。

これは**28歳以下の若者と64歳以上の高齢者の「メラトニンの分泌量」を比較したデータ**です。

若者と比べて、**高齢者の場合、昼間にメラトニンが多く分泌され、逆に夜間の分泌量は少ない**ことがお分かりいただけるのではないでしょうか？

図30

若者と高齢者のメラトニンの分泌量

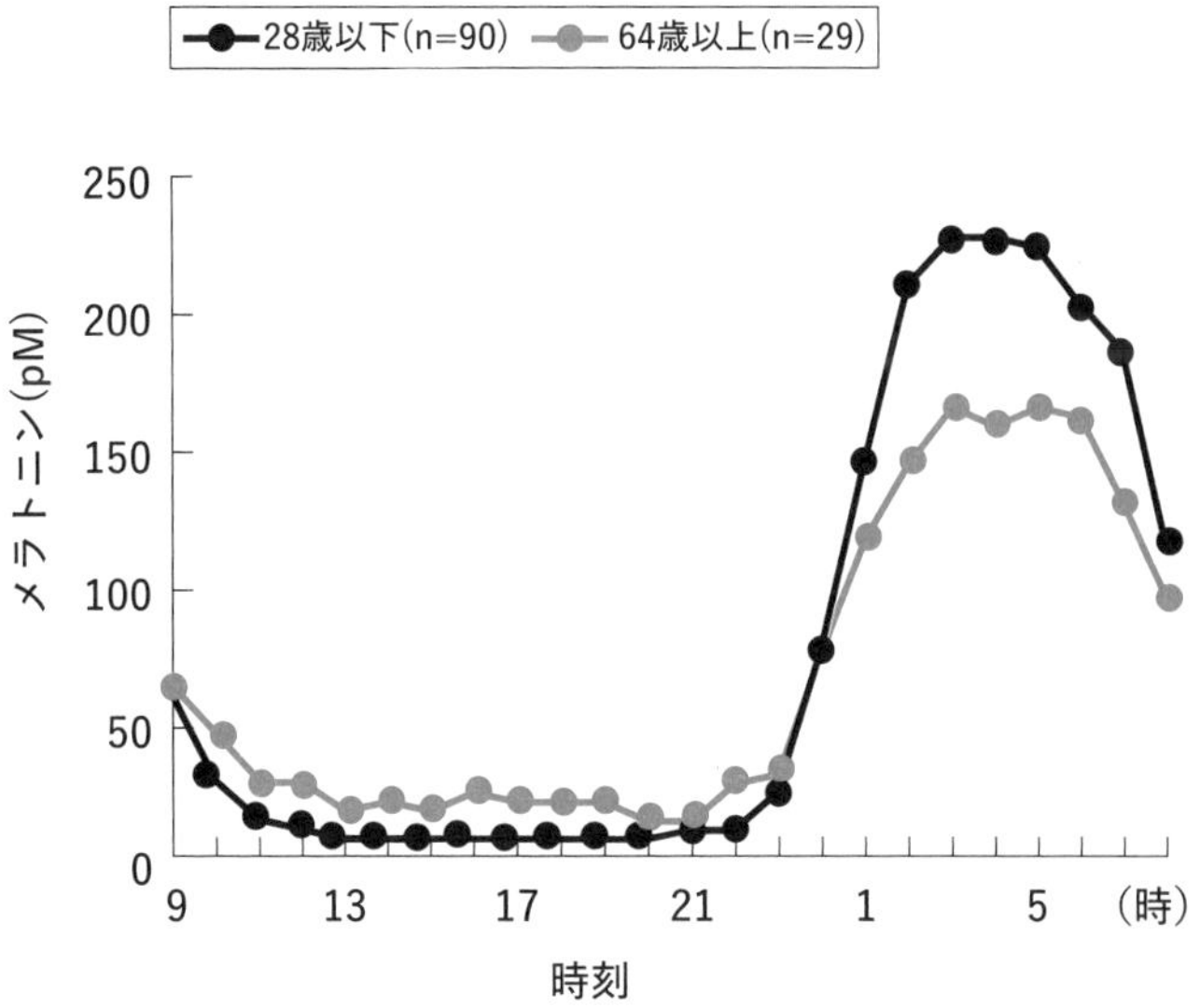

(Zeitzer JMら〈2007年〉のデータに基づきスリープクリニック作成)

高齢者が昼間に眠くなってしまったり、逆に夜に眠れなかったりするのは、メラトニンの分泌パターンが、若い人とは真逆になっているからです。

では、昼間にメラトニンの分泌量を減らし、逆に夜の分泌量を増やすには、いったいどうしたらいいのでしょうか？

実は、メラトニンの分泌には「**光**」が大きく関係しています。

第2章の冒頭でお話ししましたが、朝、太陽の光を見ると、スッキリ感が得られるのは、太陽の光を浴びることで、**眠気が消失するレベル**にまでメラトニンが下がるからです。

逆に、夜間に明るい光を見ると、メラトニンの分泌が抑えられ、眠気が吹き飛んでしまいます。

そうした点を考慮すると、**第6の習慣**として、**次の2つが大事**になります。

①昼間はできる限り外出して太陽の光を浴びる

②夜間は明るい光を見ない

まず①ですが、定年を迎えて、会社に行かなくてもよくなると、家に閉じこもりがちになります。

新型コロナウイルスの影響で、**ステイホーム**や**リモートワーク**が主流になりつつある今、全く外に出ない人が増えていますが、メラトニンの分泌リズムを考えると、良い生活習慣とは言えません。

昼間のメラトニンの分泌を抑制し、眠気を抑えるため、昼間はできる限り外に出て、太陽の光を浴びるように心がけてください。

余談になりますが、介護施設で、認知症がひどく、夜にうろつく患者様に、昼間、明るい環境で生活をしていただいたところ、**メラトニンの分泌リズムが改善**し、夜の睡眠も良くなって、**夜のうろつきがなくなった**という報告もあります。

次に②ですが、メラトニンの分泌が始まる夜9時（21時）以降は、部屋の照明を**間接照明**などに切り替えて、**明るい光を見ないことが肝心**です。

テレビ、パソコン、スマートフォンなどは、**できる限り画面を暗くして**（照度を落として）**使用する**と良いでしょう。

また、**部屋のカーテン**は**遮光性**のものを使用して、外の明るい光が顔に当たらないように工夫してください。

さて、次項では「**体温**」の観点から、「**日常に取り入れるべき習慣**」について、解説します。

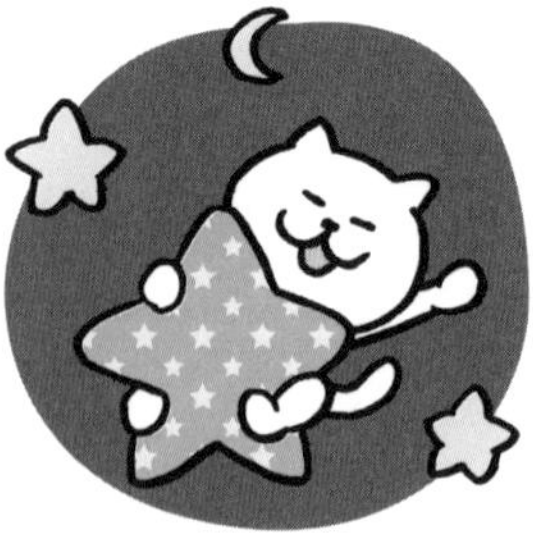

光を調節して、
メラトニンの分泌量を
コントロールしよう！

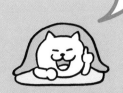

9

75歳までに身につけたい睡眠習慣⑦

寝る前に体温を上げる

ヒトは、基本的に夜になると眠くなりますが、実はその時に、あなたの「体温」は大きく変化しています。次のページの図31をご覧ください。

眠りに入る時、体温が1℃くらい急激に下がっていることがお分かりいただけると思います。

なぜ、体温が下がるのでしょうか？

それは脳から指令が出ているためで、**体温が高いところから低いところに急激に下がると、ヒトは眠くなる**ようになっています。

つまり、**体温の落差が大きいと、ヒトは眠くなる**のです。

図31

体温の変化

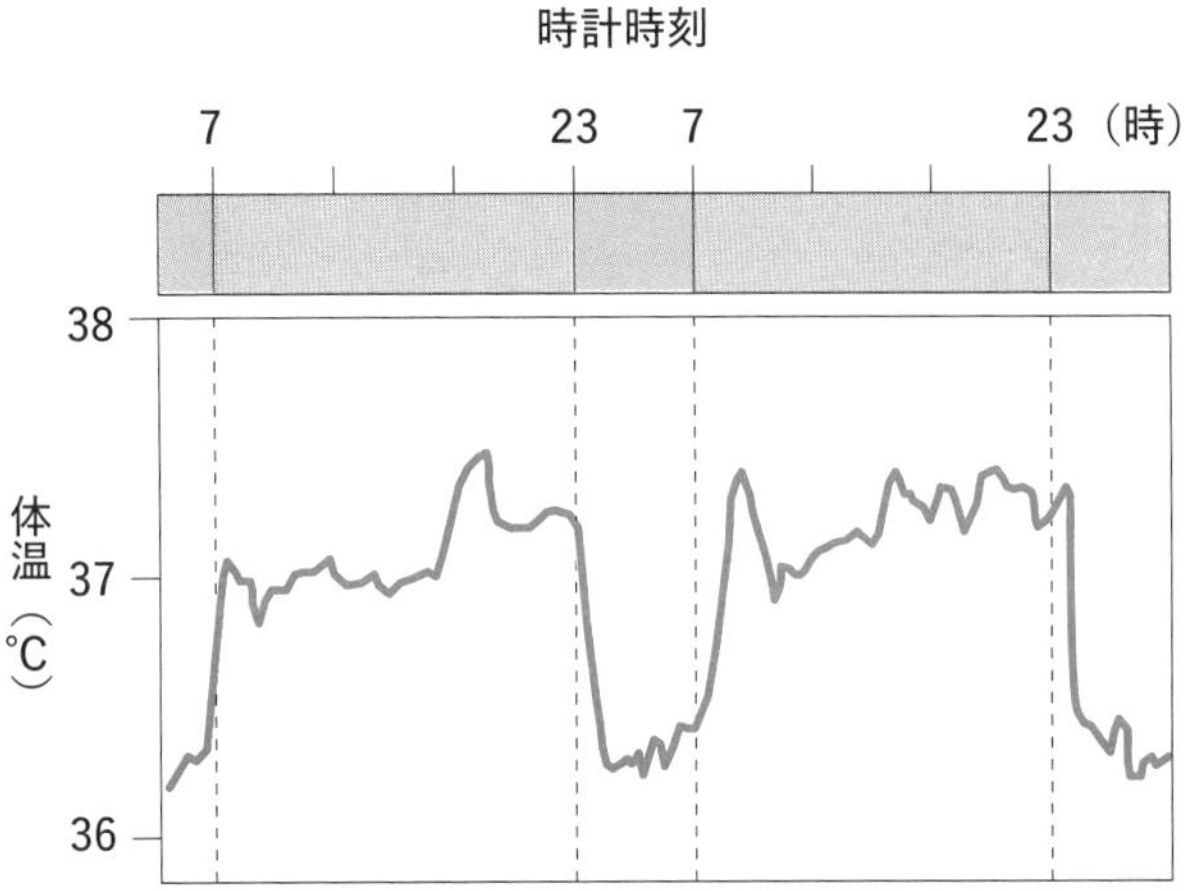

**眠りに入る時、体温は1℃くらい
急激に下がる！**

（Moore-Ede,M.C.ら〈1982年〉のデータに基づきスリープクリニック作成）

さて、ここで問題になるのが、いったいどうやって、体温を1℃も急激に下げるのかということです。

その点を理解していただくためには、**「肉の塊の中にホースを通して、冷たい水を流す」**という場面を想像していただければ、分かりやすいでしょう。

例えば、ここに**60キログラムの肉の塊**があるとします。

この肉の塊を、ただ放置しておくだけでは、温度はなかなか下がりません。

いったいどうすれば、この肉の塊の温度を効果的に下げることができるでしょうか？

例えば、肉の塊の中に**ホース**を通して、**冷たい水**を流せば、1℃くらいは簡単に下がると思いませんか？

実は、これと同じことが、毎晩、あなたの体の中で行われています。

ヒトの体で言うと、ホースの役割をしているのが「**血管**」、水の役割をしているのが「**血液**」です。

冷たい血液を流して、体温を急激に下げることで、ヒトの体は眠りに入っていくのです。

さて、ここで問題になるのが、体を循環して熱くなった血液の温度を、いったいどこで下げているのかということです。

体を循環した血液は当然、温度が高くなるので、この血液をどこかで冷やして循環させなければ、体温を下げることができません。

体のどこかで血液を冷やし、体温を下げなければ、ヒトは眠りに入っていけないのです。

では、体のどの部分で血液を冷やすのでしょうか？

その答えは「**手足**」です。

なぜ手足なのかと言うと、**他の体の部分に比べて薄い**からです。

薄いということは、それだけ**外の空気に触れやすい**ということなので、体温を下げるのには最適です。

手足の末端（皮膚血管）に血液が流れ、**外の冷たい空気の影響**を受けて、血液の温度が下がります。

その冷たくなった血液を再度、体に循環させることで、ヒトは体温を下げているのです。

あなたは、会議中や授業中に眠気を感じた時、**「何だか手足が熱いな」**と感じたことはありませんか？

これは脳からの指令で、体温を下げようとして、温度の高い血液が手足に集まってきているからです。

このように、ヒトは**「手足」がラジエーターのような役割**を果たすことで、体温を急激に下げるので、昼間でも眠くなってしまうのです。

さて、ここまでの説明で、**「ヒトが眠りに入る時には、体温が1℃くらい下がる」**ということをご理解いただけたと思います。

問題はここからです。

図32

体温が下がる仕組み（イメージ図）

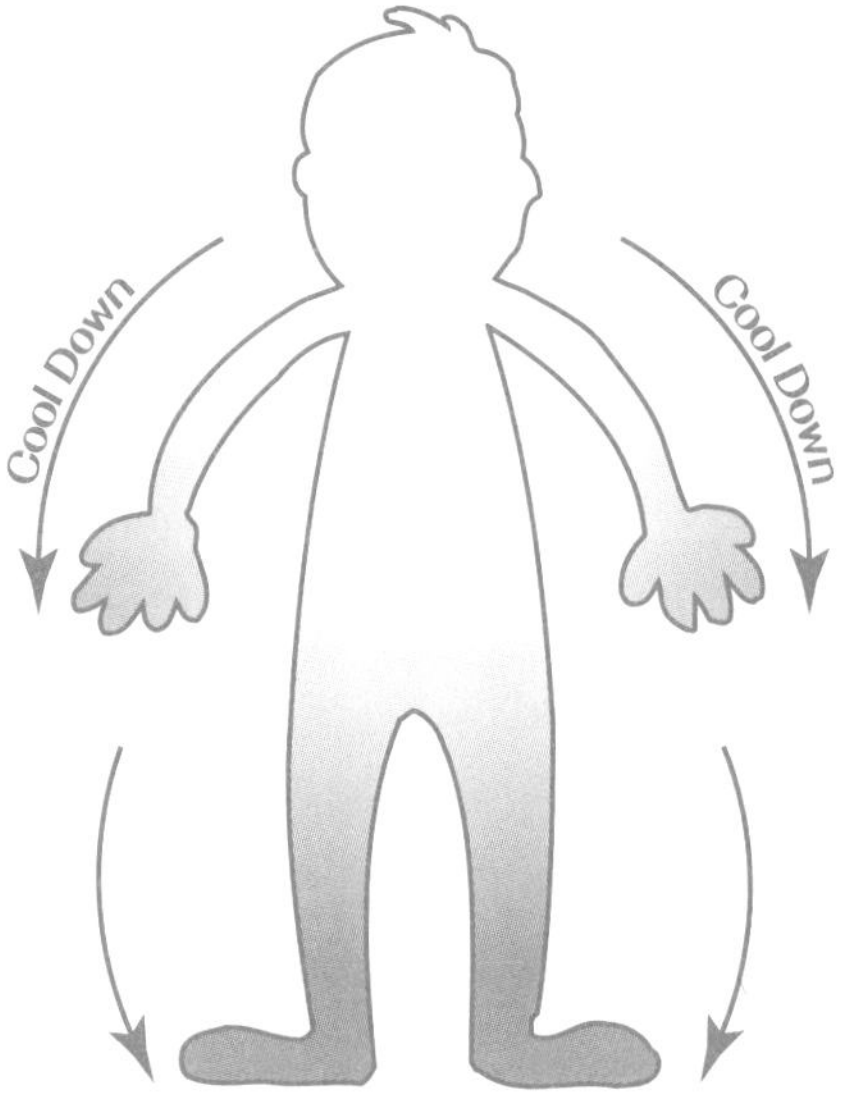

温度の高い血液が手足で冷やされ、
冷たくなった血液が全身にまわる。
そうすると体温が下がって、ヒトは眠くなる！

次のページの図33をご覧ください。

これは、**30歳以下の若者と64歳以上の高齢者の「1日の体温の変化」を比較したグラフ**です。

ご覧いただければ、若者と比べて、**高齢者は1日の体温が変化しにくくなるこ**とがお分かりいただけるのではないでしょうか？

体温の落差が小さくなるということは、**眠りにくくなる**ということです。

すなわち、**睡眠の質が悪くなる**ということを意味します。

では、体温に変化をつけて、睡眠の質を良くするためには、いったいどうしたらいいのでしょうか？

そのためには、日常生活の中で、**意識して体温を上げることが大切**です。

上がった体温は、必ず下がります。

つまり、**体温の上下を自ら作る**のです。

では、どうすれば、効果的に体温を上げることができるのでしょうか？

図33

若者と高齢者の「１日の体温の変化」

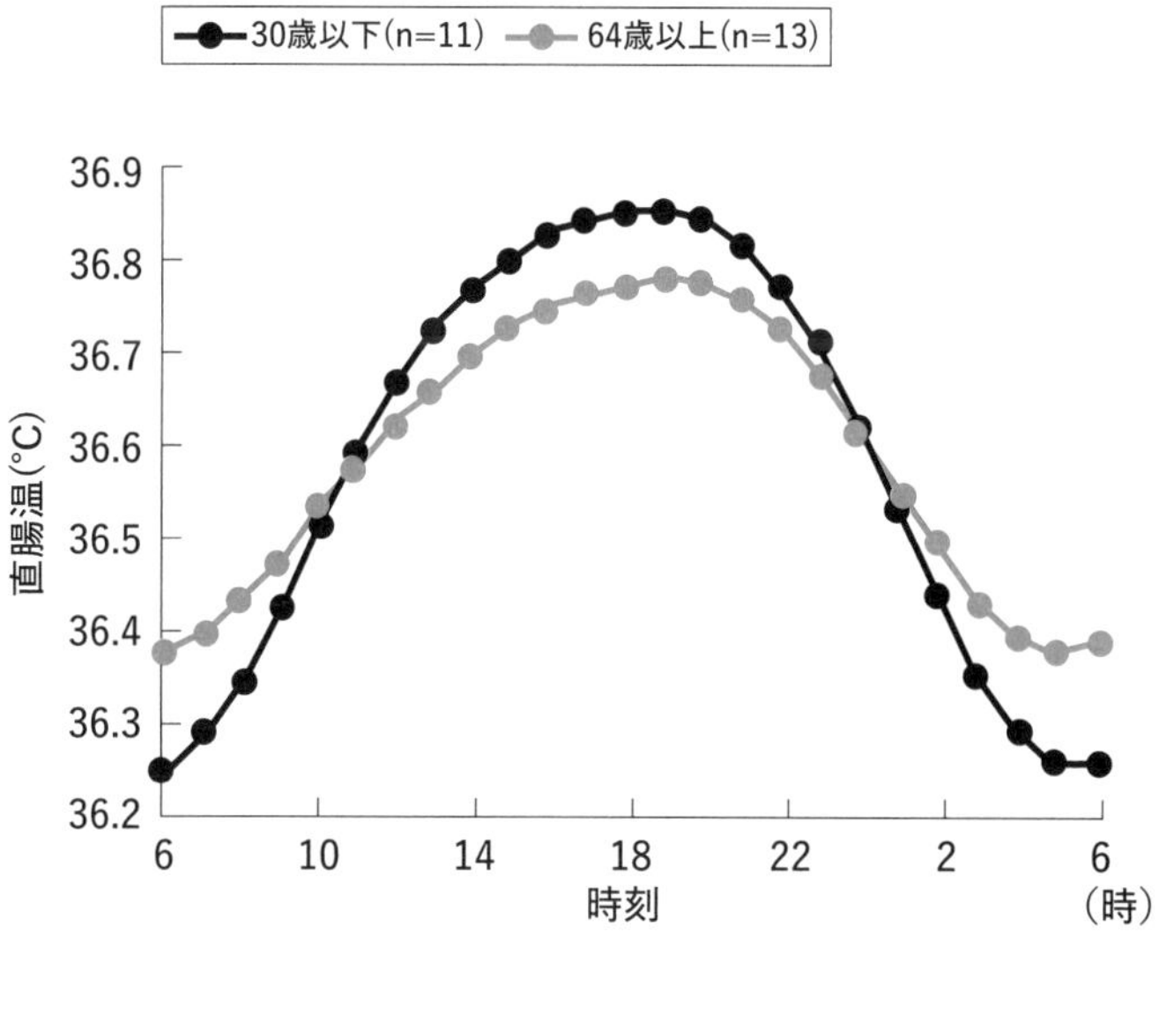

(Dijk DJら〈1999年〉のデータに基づきスリープクリニック作成)

私がオススメするのは、**次の3点**です。

①日中、もしくは就寝の2時間前に運動をする
②夕食で温かいものや辛いものを食べる
③寝る1時間前にお風呂に入る

以下、順番に説明しましょう。

まず①ですが、「1日7000歩程度のウォーキングを習慣にしてほしい」という点は、先ほど述べたとおりです。

「活動量を上げる」という意味でも、「体温を上げる」という意味でも、日中に運動をする習慣は欠かせません。

もし、就寝前に運動をする場合は、**就寝の2時間ほど前に、ストレッチやヨガなどの軽い運動を行うといい**でしょう。

ストレッチやヨガを行うと、一時的に体温が上がりますが、**2時間後には放熱**が始まり、逆に体温が下がります。

体温が下がる時に眠くなるのは、先ほどお話ししたとおりです。

次に②ですが、**夕食に鍋などの温かいものを食べたり、キムチや唐辛子など、カプサイシンを多く含むものを食べたりするのもオススメ**です。

鍋ものを食べると、効果的に体温を上げることができます。

また、キムチや唐辛子の中のカプサイシンには、**一時的に体温を上げ、その後に一気に体温を下げる効果**があります。

その時の体温の落差が、眠気を誘ってくれます。

ちなみに、**夕食は寝る2時間前までに終えるのが理想的**です。

なぜなら、**血糖値が一番上がるのが、食べ終わって2時間後**だからです。

寝ている間に血糖値が上がってしまうと、糖が**体脂肪**に変わりやすくなります。

寝ている間に血糖値を上げるよりも、ピークを越えて、下がって来るタイミングで寝るように心がけてください。

もし、就寝前にストレッチやヨガをやるのであれば、**夕食を食べ終わったあと**

にやるといいでしょう。

最後に③ですが、**毎日お風呂に入り、湯船に浸かることも大切**です。

特に高齢者の方は、「**お風呂に入るのが面倒くさい**」とか「**汗をかいていないから、お風呂はいいや**」と言って、お風呂に入らずに寝てしまうケースがあります。もしくは、シャワーだけで簡単に済ませてしまうケースもありますが、睡眠の観点から見れば、これらは好ましくありません。

40℃程度のお湯に**10〜20分**くらい、ゆっくり浸かって、体を温めてあげるといいでしょう。浴室が寒い冬は、**42℃程度**に温度を上げてみてください。

お風呂から上がってからの1時間が一番、体温が下がるタイミングなので、その時間帯を逃さずに床の中に入ると、急激に体温が下がり、心地よく眠ることができます。

ちなみに、お酒も急激に体温を下げ、寝付きをよくしますが、**寝酒はオススメできません。**次項は、**お酒と睡眠の関係**について、簡単に解説したいと思います。

歳を取ると、
体温が変化しにくくなる。
運動やお風呂で体温を上げよう！

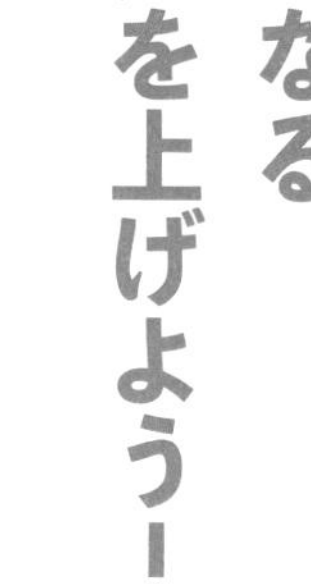

10 お酒と睡眠の関係

ヒトはお酒を飲むと、眠くなります。なぜ眠くなるのかと言うと、**アルコールによって上がった体温が一気に下がる**からです。

ヒトは体温が一気に下がる時、眠くなります。

これが、**ヒトがお酒によって眠くなるメカニズム**です。

お酒を飲むと、寝付きが良くなります。

ですから、**寝酒**を習慣にしている方もいらっしゃると思いますが、これは**やめた方がいい**でしょう。

お酒は寝付きを良くしますが、睡眠の質を悪くし、時として、目を覚ましてしまいます。

なぜ、目が覚めてしまうのかと言うと、アルコールが分解される過程で「**アセトアルデヒド**」という有毒物質に変わり、それが**交感神経を刺激**するからです。


アセトアルデヒドとは何か？

分かりやすく説明すると、アセトアルデヒドは**二日酔いの原因物質**です。

最終的には毒性のない酸に変わり、おしっこで出ていきますが、それまでは二日酔いが続くことになります。


アルコールを摂取してから3時間ほどたつと、アルコールがアセトアルデヒドに変わり、交感神経を刺激して、体温や心拍数を上げます。

交感神経について簡単に説明をすると、ヒトは**交感神経**と**副交感神経**がアクセルとブレーキのようになっていて、**起きている時は交感神経**、**寝ている時は副交感神経がそれぞれ優位**になります。

お酒を飲むと、寝付きが良くなる代わりに、すぐに目が覚めてしまうというのは、**アセトアルデヒドが交感神経を刺激して、睡眠を妨げてしまう**からなのです。

睡眠を妨げないようにお酒を飲むためには、**2つのコツ**があります。

1つは、晩酌をするのはかまいませんが、**寝る3時間前までに飲み終える**こと。

飲み終えてから3時間ほどして、アセトアルデヒドが分解される頃に眠れば、寝ている間に交感神経が刺激され、睡眠を妨げられることはありません。

もう1つは、**お酒を飲みながら、うたた寝をしない**ことです。

お酒で上がった体温が急激に下がる時、必ず眠くなります。

例えば晩酌をしたあと、テレビを観ながらボーッとしていると、ついついうたた寝をしてしまいがちですが、ここで眠ってしまうと、いざ床に入った時に眠れなくなってしまいます。

ですから、夕食時に晩酌をするのはかまいませんが、そのあとに必ず予定を入れて、**「やるべきこと（仕事など）」か、もしくは「やりたいこと（趣味など）」をやることが肝心**です。

お酒は寝る3時間前までに
飲み終えるのがコツ!

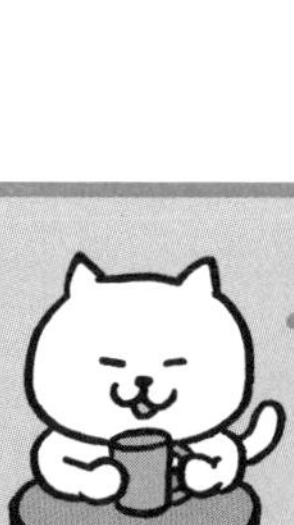

11 「快適な睡眠環境」の作り方

先ほど「体温」の話をしましたが、**「体温のコントロール」**という点で言うと、寝具も含めて、**どのような睡眠環境を作るかも大切**です。

私がオススメする寝具に関しては、のちほど第3章でご紹介しますが、ここでは「ご自身でどのような睡眠環境を作れば良いのか」について、簡単にまとめておきましょう。

ご自身で環境を整える際、主に気をつけていただきたいのは、**次の3点**です。

①温度

②湿度

③匂い

以下、順番に説明しましょう。

まず①ですが、なぜ、室温の管理が大切なのかと言うと、**手足を適度に冷やす**ためです。

先ほど説明をしたとおり、ヒトは眠る時に、体温が急激に1℃くらい下がります。

どうやって体温を下げるのかというと、手足の末端の皮膚血管に血液を流すことで、血液の温度を下げます。

手足で冷やされた「冷たい血液」が体の中心部に戻っていくことで、体の内部の温度が下がり、ヒトは眠くなるのです。

この時に、**1つポイント**があります。

それは「**手足を冷やしすぎない**」ことです。

寒すぎるくらい手足の温度を下げてしまうと、手足の皮膚血管が敏感に反応して、皮膚血管を閉めてしまいます。

そうなると、血液を冷やすことができなくなるばかりか、**冷え性の人のような手足の状態**となって、冷えと痛みで眠れなくなります。


では、手足を冷やす適温は、いったい何℃くらいなのでしょうか？

それは、**体温より少し低めの33℃くらい**です。

速やかに眠りに入るためには布団内の温度を33℃くらいに保てばいいのです。

布団内の温度を33℃くらいに保つために、**夏は27～29℃、冬は18～20℃に室温を保つ**といいでしょう。

寝ている間、**エアコンは付けっぱなし**でかまいません。

この室温を維持するようにしてください。


次に②ですが、質の良い睡眠のためには、**湿度のコントロールも重要**です。

例えば、あなたには「**ジメジメしていて、気持ち悪くて眠れなかった……**」という経験をしたことがありませんか？

なぜ、湿気があると、眠りづらいのでしょうか？

そのメカニズムについて、簡単に説明しましょう。

眠るために手足に熱い血液が流れ込むと、手足が熱くなり、汗をかきます。

かいた汗は、乾く時に「**気化熱**」を奪い、より冷やされます。

汗が乾くことにより、効率良く皮膚の体温を奪い、血液の温度を下げているのです。

しかし、湿度が高いと、この一連の流れがうまくいきません。

夏場やジメジメした湿気の多い環境で眠りづらいのは、そのためです。

湿度が高いと、皮膚の汗がいつまでたっても乾かないため、手足の温度が下がらず、効率的に体温を下げることができなくなってしまいます。

ですから、**部屋をドライに保つ**ことが、夏場の眠りには欠かせません。

部屋の湿度は、50%前後に保つのが理想的です。

エアコンを付けっぱなしにしておくと、湿度を下げてくれます。

ですから、湿気が多い夏場は、エアコンを付けっぱなしにしておくだけで、部屋の湿度を適度に保つことができるはずです。

逆に冬場は、エアコンで暖房を付けっぱなしにしておくと、乾燥してしまうため、**加湿器を使って、湿度を50％前後に保つ**といいでしょう。

最後に③ですが、最近の研究で、「**匂い**」が思いのほか、**睡眠に影響を与える**ことが分かってきました。

私自身、「五感の刺激で、眠たい人を起こすことは絶対にできない」と考えていました。

どんなに大きな音を立てても、どんなにゆすっても、どんなに明るくしても、眠たい人を起こすことは絶対にできないと考えていたのです。

ところが、そうした眠い人たちを「**100％起こすことができる匂い**」があることが、最近の研究で分かりました。いったい、何だと思いますか？

答えは「**わさび**」です。

わさびの匂いを嗅《か》ぐと、人は100％起きてしまうらしいのです。

実際、聴覚障害者のために作られた「**わさび警報装置**」が、2011年に**イグノーベル賞**を受賞しました。警報装置として開発されましたが、わさびは**大量投与で毒性**が出るので、一般の商品としては開発できないそうです。

私自身、この話を初めて聞いた時は「まさか……」と思いましたが、こうした新しい発見があるのは、睡眠医療の従事者として、とても嬉《うれ》しいことです。

そのように考えると、匂いも睡眠に影響を与えていることが分かりました。

例えば、部屋に**悪臭**が漂っている場合は、睡眠を悪化させている可能性があります。

そうした場合は、「**炭**」を枕元に置くなどして、脱臭に努めた方がいいでしょう。

一方で、「**睡眠の質を向上させる香り**」もあります。

次章のテーマは「**研究の最先端を行く快眠グッズ**」になりますが、まずは「**睡眠の質を向上させるアロマフレグランス**」をご紹介します。

温度、湿度、匂いなど、
快眠のための環境を整えよう！

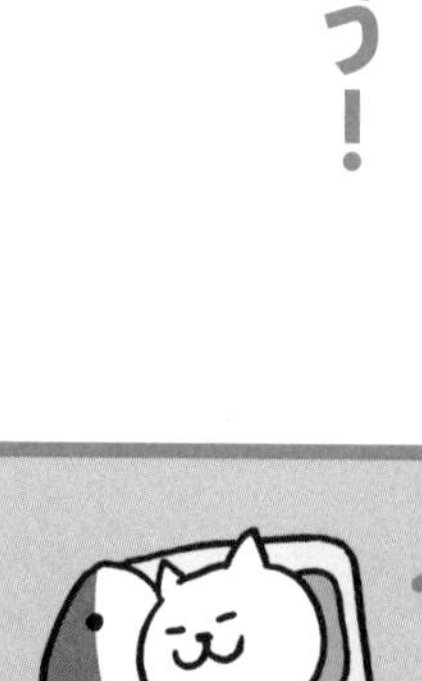

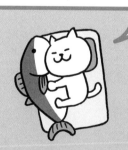

★第3章

最新の研究に基づく「中高年のための快眠グッズ」

1 眠りと目覚めを良くする香り「アンミング・ボタニカル」

最近では、**「スリープテック」**という言葉が徐々に広まりつつあります。

スリープテックは、**睡眠の「Sleep」**と**テクノロジーの頭文字である「Tech」**を掛け合わせた造語で、主に**「睡眠の質を高める製品やサービス」**のことを指しています。

スリープテックという造語が示すとおり、**睡眠関連の製品やサービスは日々、進化**を遂げています。

第3章では、私が自信を持ってオススメできる、研究の最先端を行く快眠グッズ、ならびにサービスをご紹介します。

まず、ご紹介したいのは**「アンミング・ボタニカル」**です。

これは**「柑橘《かんきつ》系の香り」を基調としたアロマフレグランス**で、株式会社日本香堂とNECソリューションイノベータ株式会社、私の三社共同で開発をしました。**眠る時に嗅ぐと、リラックスして眠りやすくなり、起きる時に嗅ぐと、目覚めやすくなる**という優れものです。

ちなみに「ボタニカル」というのは、**「植物の」「植物由来の」**という意味で、100％の天然植物精油を配合しています。

NECソリューションイノベータ株式会社の協力のもと、115名を対象に**「ラベンダー」「オレンジ」「檜《ひのき》」「ローズ」「香り成分なし」**の計5種類で、「香りを嗅ぐ前」と「香りを嗅いだ後」のアンケート調査を行い、**「香りが眠りに与える効果」**、ならびに**「香りが目覚めに与える効果」**について調べました。

おそらく一般的には「ラベンダー」や「ローズ」の香りを嗅ぐと、リラックスして、眠りの質が良くなるというイメージがあるのではないでしょうか？

しかし、次のページの図34と35が示すとおり、**「夜のリラックス度」**、ならびに**「朝の覚醒度」**において、**「オレンジ」**、つまり**「柑橘系の香り」が総合的に見て、一番効果的**であるという結果が出ました。

ここで、あなたは不思議に思わないでしょうか?

もし、夜に柑橘系の香りを嗅いで、眠くなるのだとしたら、朝に嗅いだ時にも、夜と同様に眠くならなければおかしいはずです。

逆もまたしかりで、朝に柑橘系の香りを嗅いで、目が覚めるのなら、夜に嗅いだ時にも、目が覚めないとおかしいはずです。

なぜ、柑橘系の香りを夜に嗅ぐと、眠くなり、朝に嗅ぐと、逆に目が覚めるのでしょうか?

そのメカニズムについて調べてみると、面白い結果にたどり着きました。

例えば、日本には、冬至に**「ゆず湯」**に入る習慣が昔からあります。

なぜ、ゆず湯に入るのかと言うと、**体を温めて、風邪を予防**するからです。

図34

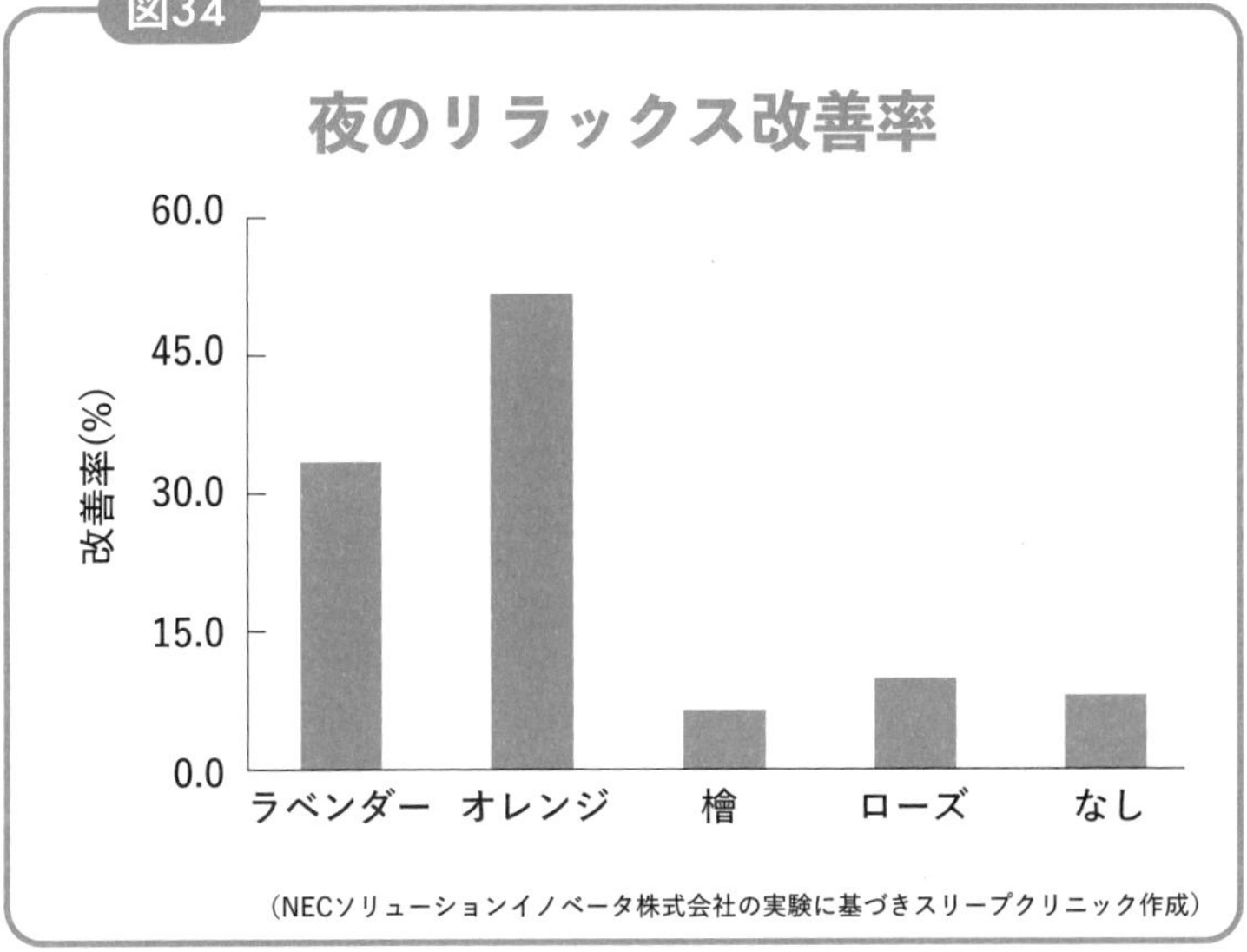
夜のリラックス改善率
60.0
45.0
30.0
15.0
0.0
改善率(%)
ラベンダー
オレンジ
檜
ローズ
なし
(NECソリューションイノベータ株式会社の実験に基づきスリープクリニック作成)

図35

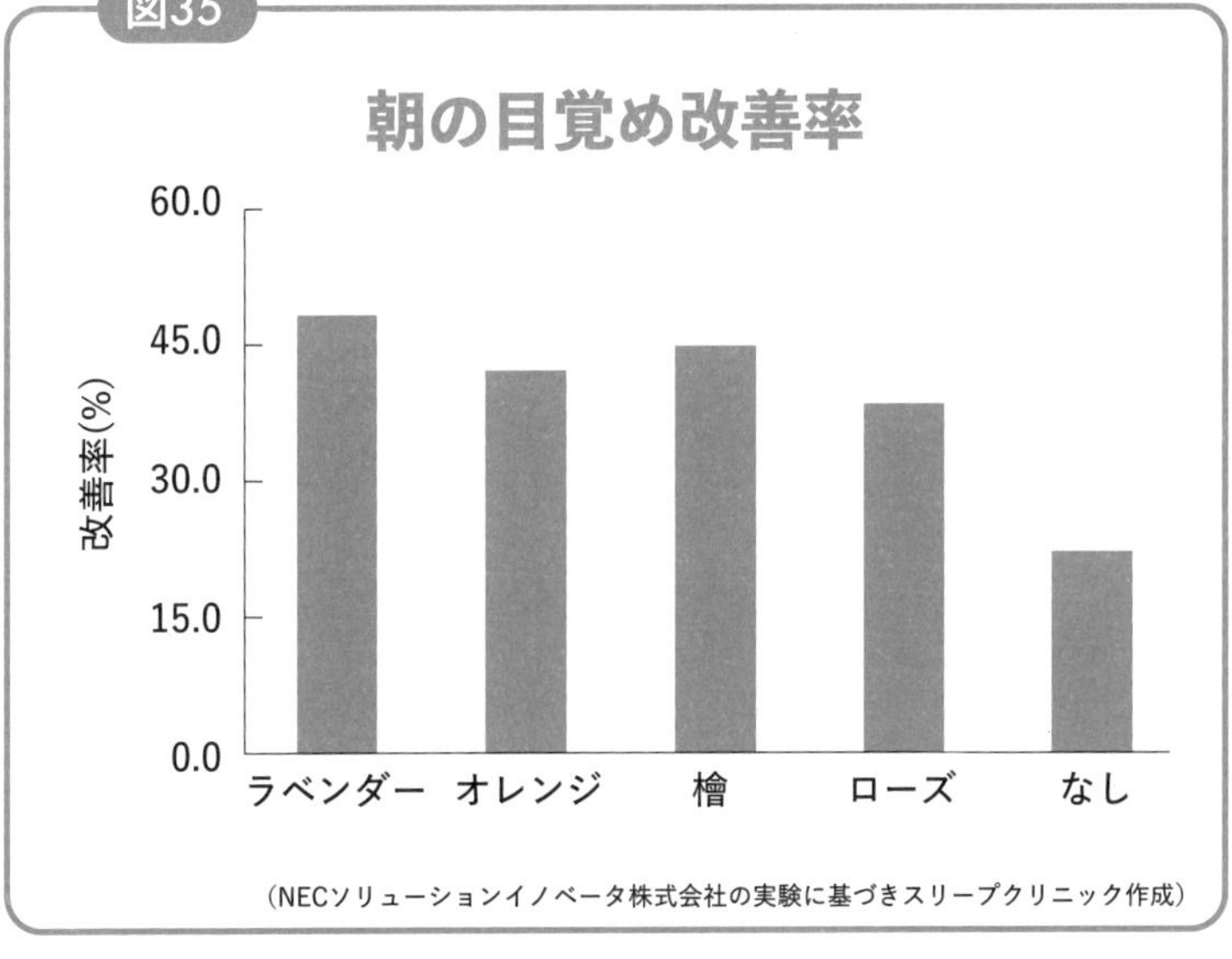
朝の目覚め改善率
60.0
45.0
30.0
15.0
0.0
改善率(%)
ラベンダー
オレンジ
檜
ローズ
なし
(NECソリューションイノベータ株式会社の実験に基づきスリープクリニック作成)

それでは、なぜ、ゆず湯に入ると体が温まるのでしょうか？
そのヒントは「**冬眠をする動物**」にあります。

実は、冬眠をする動物は、背中に「**褐色脂肪**」という「**茶色い脂肪**」を持っています。褐色脂肪は、普通の白い脂肪とは違い、**すぐに燃えるのが特徴**です。褐色脂肪が燃えると、体温が急激に上がります。

冬眠をする動物は、褐色脂肪があるからこそ、**眠っていても、長い冬を過ごすことができる**のです。そして、ヒトも褐色脂肪を持っています。

さて、この褐色脂肪ですが、**柑橘系の香りを嗅がせると、よく燃える**ことがネズミを使った実験で分かっています。

ゆず湯に入ると、体がポカポカ温まりますが、それは「ゆずの香り」を嗅ぐことによって、褐色脂肪が燃焼するからです。

昔の人々は「ゆずの香りを嗅ぐと、体が温まる」ということを経験から知っていたため、ゆず湯を冬至の習慣としたのでしょう。

柑橘系の香りには、褐色脂肪を燃やして、体温を上げる働きがあるのです。

ここまでをご理解いただいたうえで、なぜ柑橘系の香りが「寝付き」だけでなく、「目覚め」にも効果的なのかを考えてみましょう。


第2章でお話ししましたが、「**ヒトは眠る時に体温が変化する**」という点を、もう一度、復習しておきましょう。

ヒトは眠りに入る時に、体温が1℃くらい急激に下がり、眠くなります。

この**体温の落差が大きければ大きいほど、眠くなる**ということは、すでに説明をしたとおりです。


では、なぜ柑橘系の香りを嗅ぐことで、眠りやすくなるのでしょうか？

それは柑橘系の香りを嗅ぐことで、一時的に体温が上がって脳に刺激が入り、その後、**急激に体温を下げる**からです。

スキーに例えるならば、高い所から短いリフトに乗って、**さらに高い所**まで上がったことになります。

そこから一気に滑り降りて来るので、より加速がつきます。

これと同じく、**体温の落差が大きくなることで、よりスムーズに眠りに落ちていく**のです。


一方、目覚めの方はどうでしょうか？

目覚めに向けて、ヒトの体温はどんどん上がっていきます。

つまり、体温が急激に上がれば上がるほど、ヒトは目が覚めやすくなります。

朝、柑橘系の香りを嗅ぐと、目覚めが良くなるのは、柑橘系の香りを嗅ぐことで、**体温が急激に上がってくる**からです。

朝の体温は、放っておいても、上がっていく傾向があります。

柑橘系の香りで一気に体温が上がったとしても、夜のように下がることがないので、上がりが加速されます。つまり、**柑橘系の香りを朝に嗅ぐことで、体温が上がり、より目覚めやすくなる**のです。


眠りの質を改善するために、ぜひ一度、お試しください。

柑橘系の香りが「眠り」にも「目覚め」にも効果的！

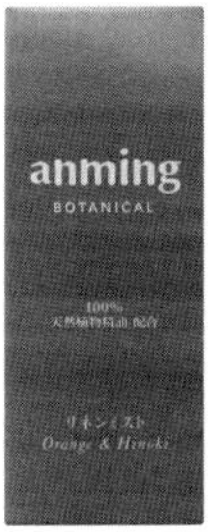

「アンミング・ボタニカル」
お問い合わせは
株式会社日本香堂お客様係まで。
〈TEL〉03-3973-7768

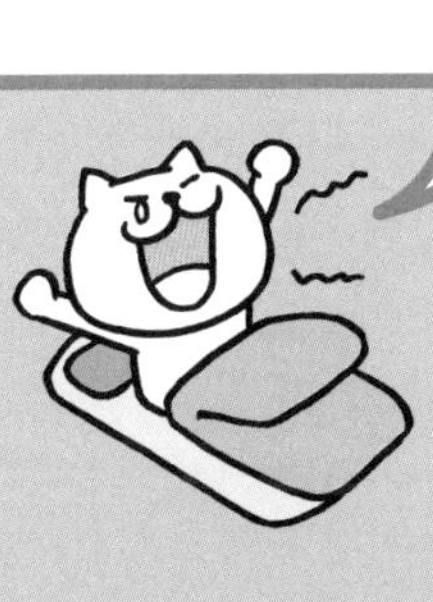

2

いびきや無呼吸を軽減させる①

シーパップ

ヒトが眠る時の体位は、基本的に「**仰向け**」「**横向き**」「**うつ伏せ**」の3つしかありません。

普段、あなたはどのスタイルで寝ていますか？

このうち、最も睡眠の質が良くなるのは、どの体位でしょうか？

最も睡眠の質が良くなるのは「仰向け」です。

実は、**仰向けで寝るのはアジア圏だけ**で、欧米は横向きかうつ伏せが一般的です。

うつ伏せも睡眠の質は良いのですが、鼻と口を布団に密着させて寝ることはできないため、顔を横に逃がさなければなりません。

そうすると、**首を痛めてしまいます。**

ですから、日本ではうつ伏せよりも、仰向けで寝ていたのでしょう。


それでは、なぜ、横向きよりも、仰向けの方が睡眠の質が良いのでしょうか？

その理由は「**体の接地面積**」にあります。

例えば、**体重80キロの人**が、板の間に**仰向け**で寝たとしましょう。

この場合、後頭部、背中、臀部《でんぶ》、かかとなど、出っ張っている数カ所で体を支えることになります。

仮に、接地箇所が**10カ所**あったとしましょう。

その場合、1点にかかる重さが**8キロ**になります。

一方、**横向きに寝ると、仰向けで寝た場合と比べて、体の接地面積が半分以下**になります。

仮に**5カ所**で80キロの体重を支えたとすると、1点にかかる重さは**16キロ**になってしまいます。

1カ所に体重がかかりすぎると、寝ている間に筋肉が硬直したり、関節を痛めてしまったりして、睡眠の質が悪くなってしまうのです。

ですから、**仰向けで寝るのが、睡眠にとってはベスト**です。しかし、仰向けで寝ることに何の問題もないのかと言えば、そうとは言い切れません。

なぜなら、仰向けで寝た場合、「**いびき**」や「**無呼吸**」といった別の問題点が浮上してくるからです。

ちなみに、いびきと無呼吸の違いについて、簡単に説明すると、**無呼吸の軽い状態がいびき**です。

そもそも、いびきや無呼吸は、どのようにして起こるのでしょうか？

そのメカニズムについて、簡単に説明しましょう。

鼻から肺までの空気の通り道を「**気道**」と言います。

気道は、舌の奥の部分を通っていますが、口を開いて仰向けで寝ると、舌が気道の方に落ちて、気道をふさいでしまいます。

図36

いびきのメカニズム

いびきをかかない人

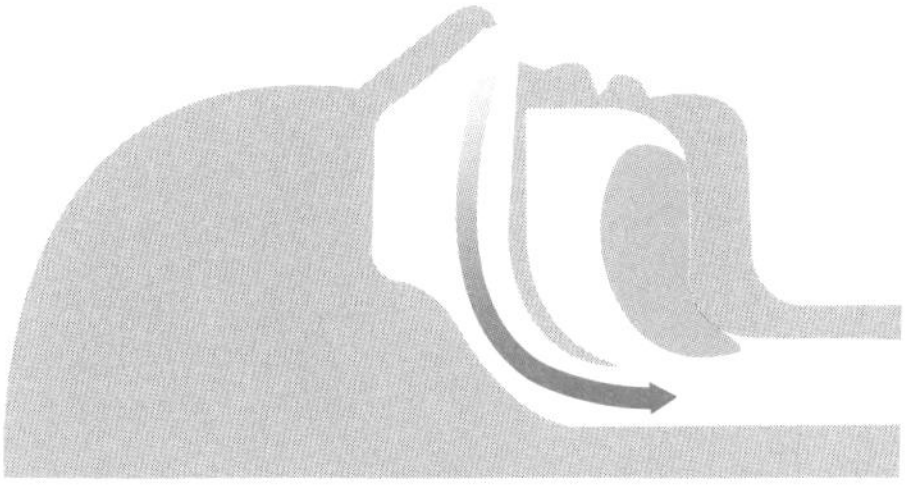

いびきをかく人

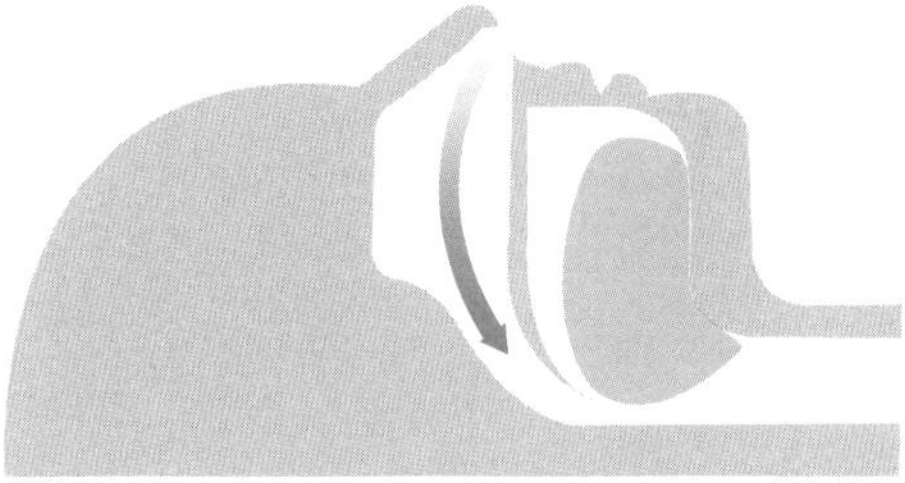

いびきは、空気の通り道である「気道」に舌が落ち込み、ふさがれることで起こる。

舌とあごはくっついているので、重いあごの骨が、重力で落ちた状態で口を開くと、**舌も同時に気道の方に落ちてしまう**のです。狭くなった気道を空気が通ると、**乱気流**が起こり、喉《のど》と鼻の粘膜を振動させて、**いびきが発生**します。

例えば、あなたは「**笛**」を吹いた経験はありませんか？

笛を吹くと、「**ピー**」という音が鳴りますが、なぜ音が鳴るのかと言うと、**笛の狭い「吹き口」を空気が通る際に、乱気流が起こる**からです。

いびきも同様で、狭くなった気道を空気が通ると、空気の渦ができて、振動が起こります。

そうすると、気道の粘膜が振動して、いわゆる「**いびき**」になるのです。

この時、狭くなった気道が完全にふさがれてしまうと、「**無呼吸**」になります。

仰向けで寝た場合と横向きやうつ伏せに寝た場合を比較すると、**仰向けで寝た方が「いびき」「低酸素」「無呼吸」が3倍発生しやすくなります。**

次のページの図37をご覧ください。

図37

仰向けと横寝・うつ伏せの比較
（いびき、低酸素、無呼吸）

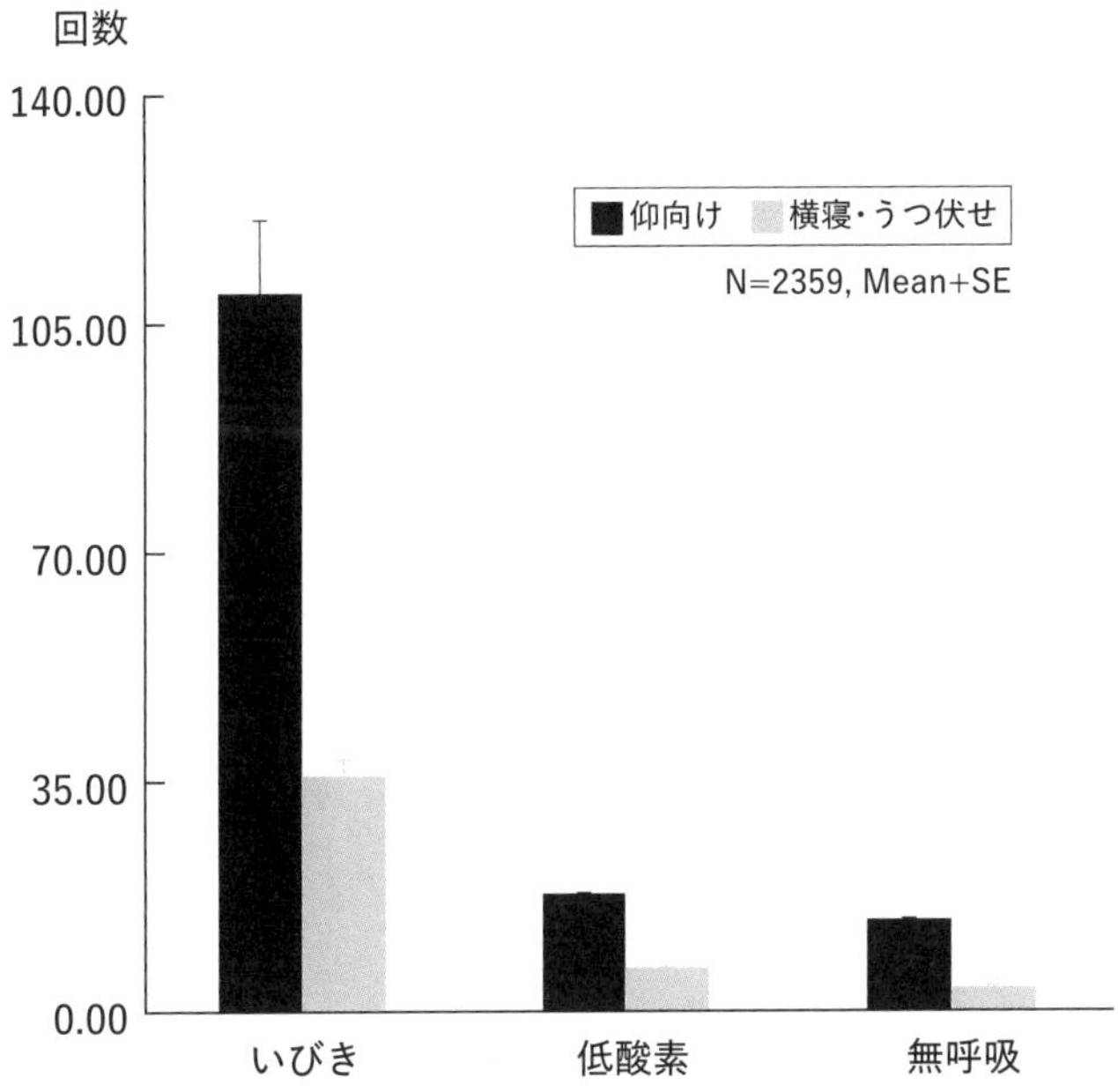

（スリープクリニックの患者様のデータより作成）

これは、私のクリニックに通う2300人以上の方々を対象に行った調査になります。

仰向けで寝た場合のいびきの回数が、**1時間あたり110回程度**なのに対し、横向きで寝た場合は**40回以下**です。

横向きに寝るだけで、いびき、低酸素、無呼吸が約3分の1になるのがお分かりいただけるのではないでしょうか？

いびきや無呼吸は、睡眠の質を下げます。

では、いったいどうすれば、いびきや無呼吸の問題点を解決できるのでしょうか？

私が提案するのは、**次の2点**です。

①CPAP（シーパップ）を使って仰向けで寝る

②横向きで寝る

以下、順番に説明しましょう。

まず、①の「CPAP（シーパップ）を使って仰向けで寝る」ですが、そもそも「**CPAP（シーパップ）**」とは何なのでしょうか？

これは「**Continuous Positive Airway Pressure**」の頭文字を取ったもので、「**持続陽圧呼吸法**」と呼ばれるものです。

分かりやすく言うと、**人工呼吸器**を使って、強制的に呼吸をさせる方法で、**無呼吸を防止する治療法**になります。

空気を肺の中に入れる際、「**空気を吸って、空気を肺の中に入れる**」のと、「**外から押して空気を入れる**」のとでは、気道に対する力学が180度変わります。

例えば、空気を吸う時には「**陰圧**」になります。

陰圧になるということは、**気道が細くなる**ということです。

吸って空気を入れると、気道がどんどん細くなっていって、最終的には完全にふさがってしまいます。

それでも苦しいから、息を吸おうとすると、今度は粘膜が気道の中に落ち込んで、呼吸が完全に止まってしまいます。

これが、いわゆる「**無呼吸症**」です。

一方、シーパップは、送風機で、空気を常に送り続けます。

つまり、肺の中に空気を入れる際、吸うのではなく、外から押して空気を入れるわけです。

空気を押して入れると、気道の中は**陽圧**になり、**気道を広げる**方向に働きます。

このように、吸って空気を肺に入れるのと、押して入れるのとでは、気道に働く作用が全く逆になるのです。

中には「空気を外から入れると、吸う時は楽かもしれませんが、吐く時は苦しいのではないか」と思う方がいらっしゃるかもしれませんね。

しかし、その点は全く問題ありません。

なぜなら、**ヒトの吐く力は、シーパップの圧よりもはるかに強い**からです。

例えば、**膨らんだゴム風船**を想像してみてください。ゴム風船に空気を入れるのは大変ですが、膨らんだゴム風船から空気を出すのは簡単ですよね？

ゴムが収縮する勢いで、空気を外に吐き出すゴム風船と同じように、**ヒトの肺は、吸う力よりも、吐く力の方がはるかに強い**のです。

ヒトの肺はゴム風船のような構造を持っているので、吐く力はシーパップの圧よりはるかに強く、**シーパップによって呼吸が苦しくなることはありません。**

少し説明が長くなりましたが、いずれにしても、「**仰向けで、無呼吸症がない睡眠**」**が、一番良い睡眠**です。

無呼吸の傾向があり、シーパップを使いたいということであれば、一度、専門医に相談してみるといいでしょう。

次項では、②の「**横向きで寝る**」について、解説します。

無呼吸症の傾向がある場合は
専門医に相談しよう！

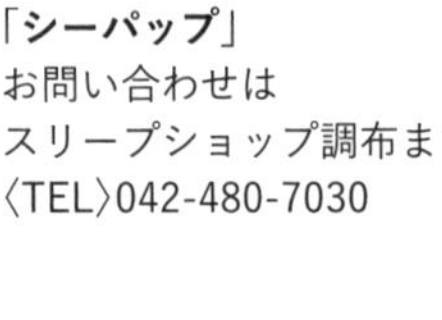

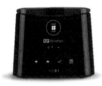

「シーパップ」
お問い合わせは
スリープショップ調布まで。
〈TEL〉042-480-7030

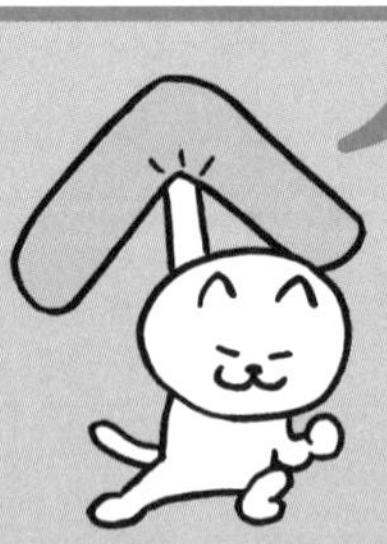

3

いびきや無呼吸を軽減させる②

横寝ケア マットレス&横寝ケア まくら

いびきや無呼吸の症状を軽減させる方法として、「**横向きで寝る**」も、1つの解決策です。

ただし横向きで寝る場合、先ほどお話ししたように、少ない接地面積で体を支えることになるため、筋肉が硬直したり、関節を痛めたりしてしまいがちです。

そこで、私が提案して開発したのが、**横向きで寝るための「マットレス」と「まくら」**になります。

まずマットレスですが、6センチのウレタン素材の表面に、2センチの柔らかい**タマゴ型の突起**があります。この小さな突起が、体の小さな凹凸を支えます。

この小さな突起は、マットレスと体の間に空気層を作り、**通気性**を良くして、長時間寝ていても蒸れずに、快適に寝ることを可能にしています。

さらに、**肩の部分**には、**完全に下まで貫通している「大きな切れ目」**が入っています。

横寝をした際に、肩を完全に切れ目の中に沈み込ませることで、**肩だけに重さが集中しないように工夫**されています。

横寝をする場合、従来の小さい突起だけが付いたマットレスだと、出っ張っている肩の部分に、どうしても重さが集中してしまいがちです。

そうすると、寝ている間に、肩を痛めてしまうことにもなりかねません。

それを避けるため、肩の部分に、完全に下まで貫通するほどの切れ目を入れることで、横寝をした時に、**肩が完全にマットレスに沈み込む**ようになっています。

肩の部分がマットレスに沈み込むことで、肩にかかる圧をなくすことができるのです。

次にまくらですが、背まくらと抱きまくら、どちらでも使用できるように「**L字型**」を採用しています。

L字になっていますから、背まくらでも抱きまくらでも、**長時間、無理なく横寝の姿勢をキープ**することができます。

まくらの素材としては、**檜とコルマビーズ**（まくらのために開発されたプラスチック製のビーズ）の2種類を用意しました。

一番良いのは檜ですが、価格が高いため、廉価版として、コルマビーズのまくらも制作しました。

「**まくらの素材**」について、簡単に触れておくと、背まくらや抱きまくらの素材として最適なのは、**重くて、硬くて、摩擦のある素材**です。

例えば、綿などの軽くて、軟らかい素材だと、背まくらにした時にまくらがつぶれて、寝ている間に、まくらの上を乗り越えてしまいます。

また、中の素材が動かないように、摩擦のあるものが良いのですが、人工物だと、摩擦のある素材がなかなか見当たりません。

例えばプラスチックのような人工物は、軽くて、軟らかくて、表面がツルツルしているものがほとんどです。

そうなると、まくらの素材として適しているのは、「**天然の木のチップ**」か「**ソバ殻**」しかありません。

ソバ殻は虫が湧きやすいので、清潔で香りがよく、**抗菌効果もある檜がベスト**という結論に至りました。

以上、背まくらや抱きまくらの素材について、お話をしてきましたが、「**仰向け用のまくらに適した素材は何か**」という点についても、簡単に触れておきましょう。

よく「**新しいまくらを買っても、3日で合わなくなる**」と言う方がいらっしゃいますが、どうしてそんなことが起こるのでしょうか？

それは頭や首の重さによって、まくらの中の素材が両端に寄ってしまい、**型くずれ**を起こしてしまうからです。

眠っている間、まくらは7時間も8時間も頭や首の重みを支えています。

実は、これはかなり大変なことなのです。

ヒトを寝かせて、横から見ると、**「首」と「腰」、2つのアーチ**があります。**体に負担がない正しい寝姿勢は、直立不動の姿勢**です。

小学生の時、みんなで校庭に並ぶと、**「気をつけ」**と言われたと思いますが、その姿勢です。

寝ている間に正しい寝姿勢を維持するためには、**「首のくびれの頂点」**と**「腰のくびれの頂点」**を、しっかり支えなければいけません。

首のくびれの頂点を支えられないと、**「ストレートネック」**になり、**肩こり**になってしまいます。

腰のくびれの頂点を支えられないと、**猫背**になり、**腰痛**になってしまいます。

寝具は、基本的には軟らかい素材で作られています。

そのため、首や腰の重みがかかると、素材がつぶれたり、片寄ったりして、支えとなる部分の高さがなくなってしまいます。
寝ている間に、首や腰のくびれを支え、寝姿勢を正しく維持するためには、**素材にそれなりの強度が必要**です。

特に女性などで、硬いまくらが苦手な場合、**まくらの素材は軟らかいものでもかまいません。**

その場合は、**首の部分がパック状**になっていて、長く寝ていても、**中の素材が左右、上下に偏らないタイプのまくら**を選ぶといいでしょう。
そうすれば、型くずれを心配する必要がなくなります。

また、頭や首の重みを支えることができるよう、**まくらと敷き布団の間に、薄い板を1枚挟むのも効果的**です。
そうすることで、頭や首の重みが板で支えられ、**まくらが布団へ沈み込むのを防ぐ**こともできます。

私自身も実践している方法なので、ぜひお試しください。

横向きで眠れば、いびきや無呼吸は3分の1になる！

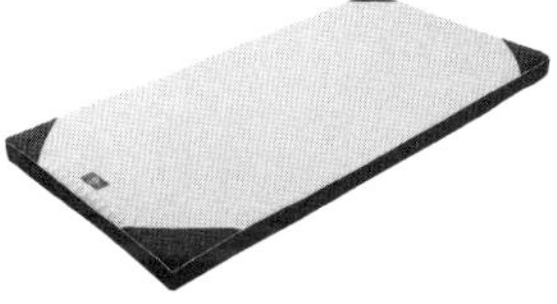

「横寝ケア　マットレス」

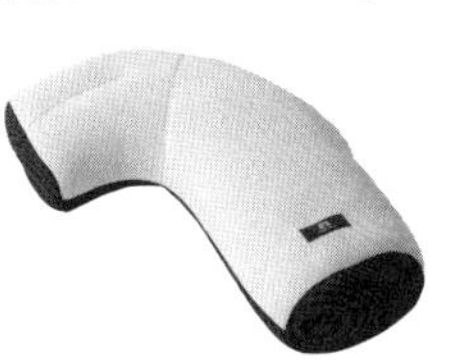

「横寝ケア　まくら」
お問い合わせは
スリープショップ調布まで。
〈TEL〉042-480-7030

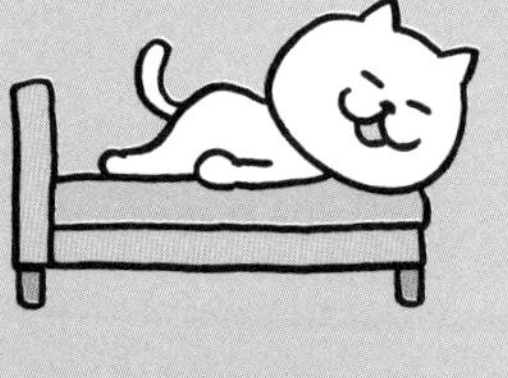

4 冷え性の方のための「電位・温熱組合せ家庭用医療機器」

女性を中心に、世の中には「**冷え性**」の方が数多くいらっしゃいます。

寒い冬の季節には「**靴下を履かなければ眠れない……**」という方も多いのではないでしょうか？

体の深部の温度を下げるために、手足の皮膚血管の血流を増やすというのは、第2章で説明をしたとおりです。

その理屈から考えると、靴下を履いて寝た場合、足を靴下で覆ってしまうことになります。靴下の中に熱がこもり、足から熱を放出することができなくなってしまいます。

そのため、血液の温度を下げることができず、体温を下げることができないので、眠りに落ちにくくなってしまうはずです。

ここまでの内容をしっかりご理解いただいている方ほど、「**靴下を履いて寝ると、睡眠の質が悪くなってしまうのではないか**」と心配になってしまうのではないでしょうか？

結論から言ってしまえば、**冷え性の方に限っては、靴下を履いて寝ていただいた方が、睡眠の質が上がります。**

そのメカニズムについて、簡潔に解説しましょう。

血管のコントロールは、基本的に「**交感神経**」と「**副交感神経**」で成り立っています。

交感神経というのは「**起きている時の神経**」で、いわば「**興奮神経**」です。

一方、副交感神経というのは「**寝ている時の神経**」で、いわば「**リラックス神経**」になります。

ここで覚えておいていただきたいのは、**副交感神経が優位でないと、末梢の血**

管は開かないということです。

末梢の血管が開くことで、体の奥の太い血管を流れていた血液が、末端の皮膚血管まで届くようになります。

体の深いところに流れていた温かい血液が、末端に流れてくると、その温度で手足が温かくなり、そこから熱が外に放出されて、結果的に体温が下がっていきます。

体温が下がることで、ヒトは眠くなるのです。

冷え性の方というのは、手足が常に冷えていて、時には痛みすら感じています。**ヒトは「寒い」「痛い」と感じていると、リラックスできません。**

この状態では、**交感神経が優位**になってしまいます。

「好ましくない刺激から体を守らなければいけない」と感じ、交感神経が優位になると、末梢の血管が閉じてしまうのです。

温かい血液が末端まで流れないと、手足はもっと冷たくなってしまいます。

そうした時に、靴下で足を温めてあげると、交感神経の呪縛《じゅばく》から逃れて、**交感神経から副交感神経にスイッチ**できるようになります。

そうすると、血管が開いて、温かい血液が流れ込んで、温かくなります。温かくなると、交感神経から副交感神経にますますスイッチできるようになるのです。

私が冷え性の方に、いつも指導しているのは、**「靴下と手袋はサイズの大きい、ユルユルのものを使用してください」**ということです。

ユルユルだと、暑くなりすぎた時に、**自分で簡単に外せる**からです。

もしくは、**湯たんぽ**を使うのもいいでしょう。

湯たんぽの良いところは、**最初だけ温かくて、だんだん常温になる**点です。

ヒトは電気毛布ぐらいの熱量を持っていますから、布団の中の温度は、徐々に高くなります。

そこで、電気毛布を使った場合、朝方には布団の中が熱くなりすぎます。

一方、湯たんぽは、最初は温かく、徐々に常温になるので、冷え性の方に適しています。

最近では、**ジェル状のものをレンジでチンして使用するタイプ**もあるので、そうした湯たんぽを使用するのも1つの手でしょう。

さて、こうした形で、自分で冷え性をケアすることもできますが、**医療機器**を使って、冷え性をカバーする方法もあります。

冷え性対策の医療機器として、私がオススメしたいのは「**電位・温熱組合せ家庭用医療機器**」です。

これは「**敷き布団タイプの家庭用医療機器**」です。

その特徴は、特殊コードヒーターにより、睡眠中に「**温熱治療**」と「**電位治療**」を交互に行う点にあります。

なぜ、温熱と電位の治療を交互に繰り返すのでしょうか？

その理由は、**温熱だけだと、布団の中が熱くなりすぎてしまう**からです。

だからと言って、途中で電源を切ってしまうと、今度は布団の中が冷えて、血管が収縮してしまいます。

そこで、温熱と電位治療を交互に繰り返します。

温熱だけでなく、**電位をかけると、血管が広がる**ことが分かっています。

つまり、温熱と電位を繰り返すことで、**布団が熱くなりすぎず、かつ血管を開いた状態に保つことができる**のです。

夏場の蒸し暑い時にも使える、**電位治療がメインで働く機能**も付いています。

冷え性にお悩みの方にはオススメです。

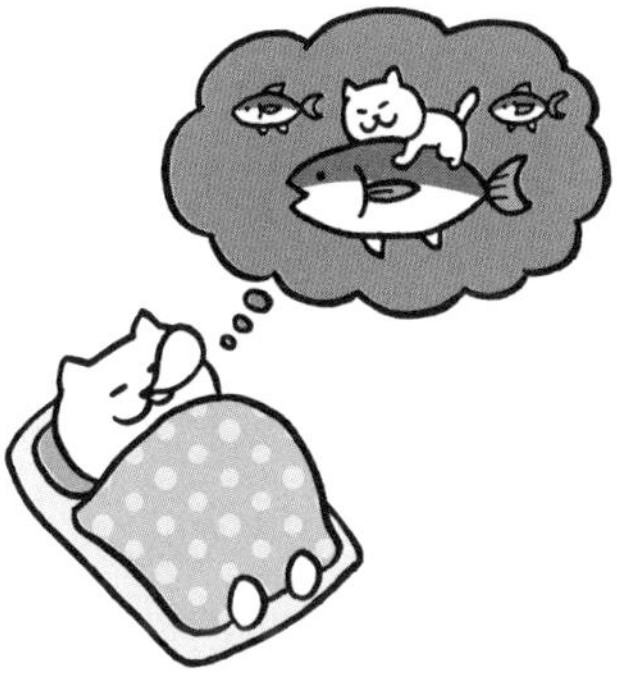

冷え性の方には、医療機器の使用もオススメ！

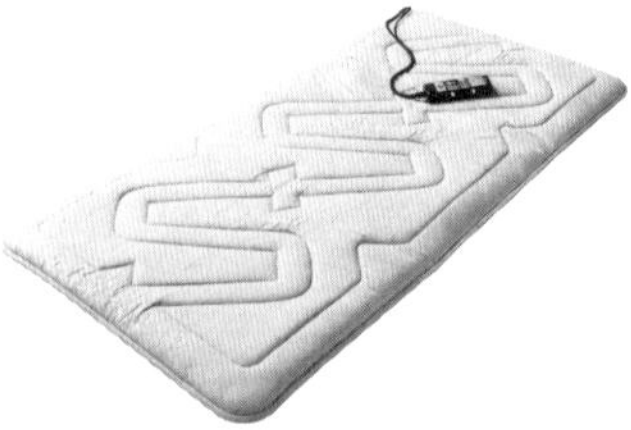

※写真はイメージです。

「電位・温熱組合せ家庭用医療機器」
お問い合わせは
スリープショップ調布まで。
〈TEL〉042-480-7030

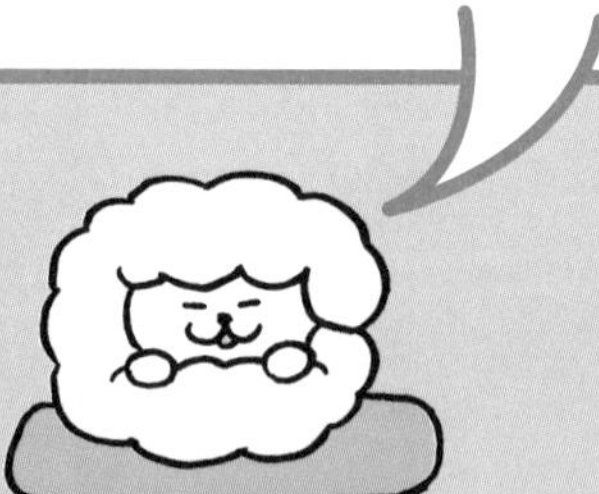

5 自分の睡眠を把握できる「ねむりの相談所®」と「スリープショップ」

睡眠医療の世界では、患者様に「**睡眠日誌**」を書いていただくのが一般的です。

睡眠日誌に「就寝時間」「入眠時間」「覚醒時間」「起床時間」を記録していただき、さらに「睡眠の良し悪し」を記載し、**医師が治療方針を決める一助**とすることが多いようです。

しかし、少し冷静に考えてみてください。

寝ている時というのは、言わば「**意識がない状態**」です。

患者様に「意識がない時のこと」を聞いて、いったい何が分かるというのでしょうか？

例えば、ここに高血圧の患者様がいるとしましょう。

患者様に**「あなたの血圧は高いですか、低いですか」**と聞いて、いったい何が分かるというのでしょうか？

もし、医師が血圧の薬を患者様に出すのならば、少なくとも**血圧の測定をするのが当たり前**です。

それが医学であり、医療だと私は思うのです。

にもかかわらず、睡眠医療の世界では、いまだに睡眠日誌が主流です。

私に言わせれば、患者様に「あなたの睡眠は良かったですか、悪かったですか」と聞くのは、「あなたの血圧は高いですか、低いですか」と聞くのと、何ら変わらないと思うのですが、いかがでしょうか？

そうした観点から、私のクリニックでは、全ての患者様に**「行動計」**を着けていただき、**「睡眠の状態」**だけでなく、**「1日の行動量」**も測っています。

血圧計が必須であるのと同様に、睡眠医療において、行動計は必須ですが、血圧計と異なり、睡眠医療の現場では、行動計が普及していません。

いったいなぜでしょうか？

その理由は、**値段が高かった**からです。

私がクリニックを開業した頃、行動計は1セットで100万円くらいしました。ですから、多くの現場では「**使いたくても使えなかった**」というのが実情ではなかったかと思います。

そこで、私は2002年頃から、**行動計をオリジナルで開発**することを始めました。

キッセイコムテック株式会社に依頼して、今では1個2万円弱で手に入るようになりました。

この値段であれば、**患者様に貸与することが可能**です。

私の依頼をもとに開発された行動計は、**3軸のセンサー**が付いているのが特徴です。

万歩計のように腰に装着するだけで、「ぐっすり眠っているのか、いないのか」だけでなく、寝ている時の「**体の向き**」まで把握することができます。

例えば、仰向けなのか、うつ伏せなのか、横向きなのか？

横向きであれば、右向きなのか、左向きなのか？

初診時に行動計を貸し出し、約1週間の行動計のデータを見れば、**患者様の睡眠の状態を全て把握することができる**のです。


このように、非常に優れている行動計ですが、問題になるのは、この測定が患者様に限られている点です。

私のクリニックでは、患者様の行動計のデータ解析を行い、日々の診察を行っていますが、患者様以外のデータ解析や睡眠アドバイスは行っていません。


少しでも病気の疑いのある方は、私のクリニックに相談をしに来ていただくのが得策ですが、遠方にお住まいの方、もしくは「病気ではないが、睡眠を良くして健康になりたい」と思っている方は、私のクリニックでは対応できません。

そうした方には、老舗寝具メーカーとして有名な「西川株式会社」が全国に開設した「**ねむりの相談所®**」でも、有料にはなりますが、**行動計や寝室環境チェックシステムの貸し出し**、ならびに**データ解析**を行っています。

また、「**快適な寝具選びのアドバイス**」も行っていて、私のクリニックも、これらのサービスの監修に携わっています。

同様のサービスは、スリープクリニック併設の「**スリープショップ**」でも行っています。

快適な睡眠ライフを送るために、こうしたサービスを活用して、まずはご自身の睡眠の状態や寝具の状態を把握してみてはいかがでしょうか？

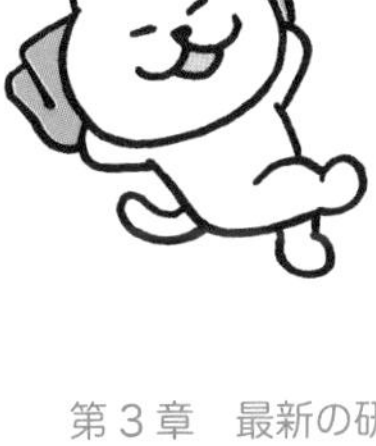

まずは
「自分の睡眠の状態」を
科学的に知ることから
始めよう！

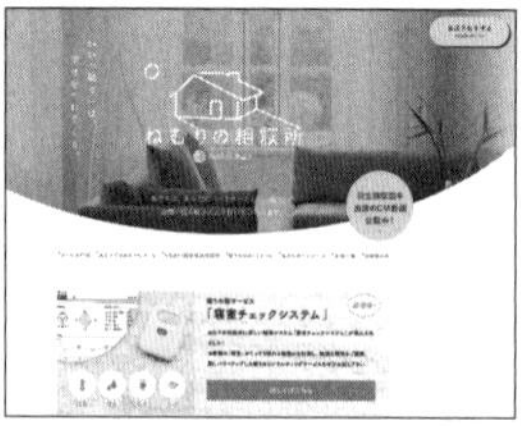

https://www.nemuri-soudan.jp/

「ねむりの相談所®」
お問い合わせは
西川株式会社お客様相談室まで。
〈TEL〉0120-36-8161
「スリープショップ」
お問い合わせは
スリープショップ調布まで。
〈TEL〉042-480-7030

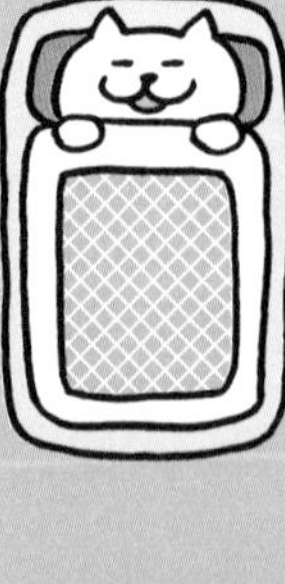

おわりに

最後に少しだけ、私個人の話をさせてください。

私には、現在88歳になる母親がいます。

私の母にもこの本を読んでもらい、健康寿命を延ばして、幸せに生きていただきたいと思っています。


この本で、私が一貫して主張してきたのは「**睡眠はあくまでも結果にすぎない**」ということです。

頭や体をアクティブに使い、疲れるから、良質な睡眠を得ることができます。遊びやスポーツ、趣味などでストレスを発散させるから、睡眠の質が良くなるのです。

頭を使ってください。体を動かしてください。頭と体を使わないと、睡眠の質がどんどん悪くなってしまいます。

お金もどんどん使ってください。どうせ墓場までは持って行けませんし、お金を持っている高齢者にお金を使っていただかなければ、経済もうまく回りません。

高齢者にとって、**「全てをアクティブに消費するライフスタイル」**は、睡眠の質を良くするだけでなく、個人においても社会においても、豊かさをもたらしてくれるはずです。

2019年の末から2020年の初頭にかけて、新型コロナウイルスの猛威が世界を襲いました。

その過程で、1つ分かったことがあります。

それは、**日本の医療行政は間違っていなかった**ということです。

例えば、アメリカ、イギリス、フランス、イタリアといった国々は、ここ数年で医療費を大幅に削減してきました。結果として、コロナ感染症によるパンデミックな状況下で、医療体制が崩壊しました。

そうした国々と比べると、日本は重症化率、死亡率、ともに低水準です。

ですから、**日本は現在の医療体制をこのまま維持するべき**です。

第1章で、私は「日本型のライフスタイルが一番優秀である」という話をしましたが、医療体制も日本は極めて優秀なのです。

ただし、ここで**問題点**があります。

それは、**日本の財政が非常に悪い**ということです。

日本の財政を守り、現在の医療制度を維持し、みんなが健康に暮らしていくためには、**医療機関にできる限り負担をかけないよう、個々人がアンチエイジングを心がけ、健康寿命を延ばしていくことが大切**になります。

国が何でも面倒を見てくれる時代は終わりました。

定年延長だけでなく、年金の受給開始年齢も、これからは70歳、最終的には75歳へと引き上げられていくことでしょう。

私の知人で、厚生労働省の前医務技官である鈴木康裕先生も、「年金受給の開始年齢を75歳にすると、今後数十年、年金の受給バランスを正常に保つことができる」と講演会で話をしていました。

人生100年時代において、自分の健康を自分自身で守り、少なくとも75歳までは現役で働かなければならない現実が、もうすぐそこまで迫っています。

そうした問題意識のもと、「**75歳までに身につけるべき睡眠習慣**」をテーマにして、本書を執筆した次第です。

繰り返しになりますが、ぜひ、中高年の方々は「**体力もお金も使い切る生活**」を心がけてください。

これは、読者であるあなたに贈るメッセージであるのと同時に、私自身の88歳の母に贈るメッセージでもあります。

睡眠に関する最新情報は、私のメールマガジンにて配信しております。

スリープクリニックのホームページから**スリープメルマガ**に登録し、最新の情報をリアルタイムで手に入れて、あなたの生活にご活用ください。

毎月末に配信しております。バックナンバーもお読みいただけます。

最後になりましたが、この本を読者のお手元に届けるため、ご尽力いただいたサンクチュアリ出版営業部の皆様、ならびに全国の書店員の皆様に、この場を借りて、厚く御礼申し上げます。ありがとうございます。

そして、読者のあなたへ。この本を最後まで読んでいただき、本当にありがとうございました。

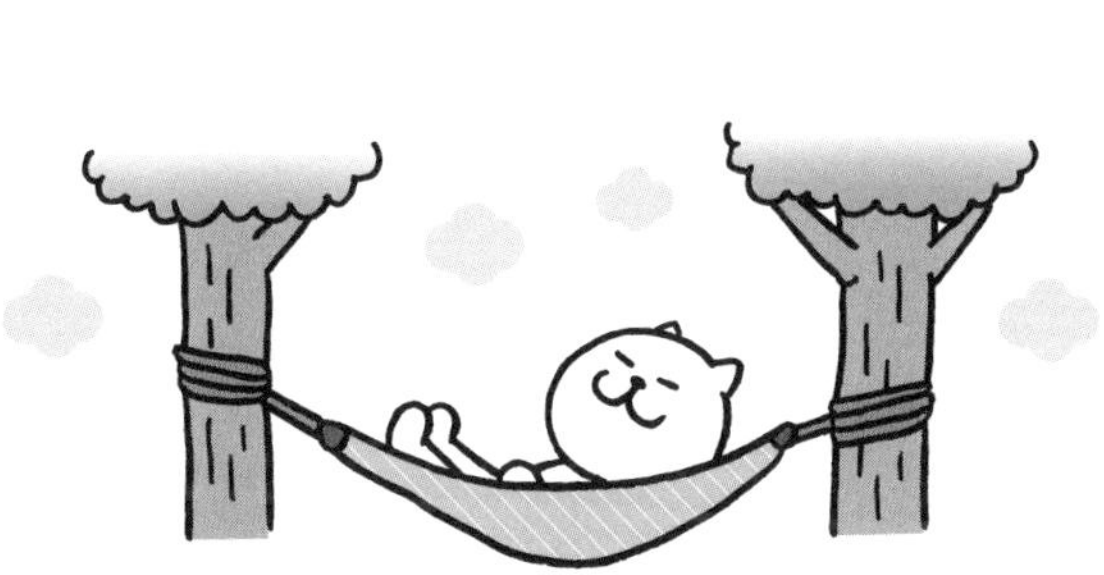

Profile

遠藤拓郎（えんどう・たくろう）

医学博士・スリープクリニック調布院長
慶應義塾大学医学部特任教授

東京慈恵会医科大学卒業、同大学院医学研究科修了、スタンフォード大学、チューリッヒ大学、カリフォルニア大学サンディエゴ校へ留学。東京慈恵会医科大学助手、北海道大学医学部講師を経て、現在スリープクリニック調布院長。

祖父（青木義作）は、小説『楡家の人々』のモデルとなった青山脳病院で副院長をしていた時代に不眠症の治療を始めた。父（遠藤四郎）は、日本航空の協賛で初めて時差ボケを研究。

祖父、父、息子の３代で90年以上、睡眠の研究を続けている「世界で最も古い睡眠研究一家」の後継者である。

スリープドクターとして、テレビやラジオなど多くのメディアでも活躍中。

主な著書にベストセラーとなった『４時間半熟睡法』『朝５時半起きの習慣で、人生はうまくいく！』『６分半で眠れる！ 快眠セラピーCDブック』（いずれもフォレスト出版刊）、漫画家・江川達也氏との共著『睡眠はコントロールできる』（KADOKAWA刊）などがある。

▼スリープクリニックのホームページ
https://www.sleepmedicine-tokyo.com

75歳までに身につけたい
シニアのための7つの睡眠習慣

2021年 6 月 15 日　　初版発行
2022年 12 月 12 日　　8刷発行

著　者　遠藤拓郎

●カバーデザイン　ハッチとナッチ
●イラスト　Tossan
●本文デザイン・DTP　白石知美（株式会社システムタンク）
●協　力　株式会社ワタナベエンターテインメント
●協　力　海老澤文子
●編　集　大平淳

発行者　大平淳
発　行　株式会社横浜タイガ出版
〒221-0074　横浜市神奈川区白幡西町37-5
TEL　045-401-2822
URL　https://ytaiga.co.jp

発　売　サンクチュアリ出版
〒113-0023　東京都文京区向丘2-14-9
TEL　03-5834-2507
FAX　03-5834-2508

印刷・製本　日経印刷株式会社

ISBN 978-4-8014-9003-1